AF476044

A MON GRAND'PÈRE

LE DOCTEUR EUGÈNE ANDRIEU

A MON PÈRE

LE DOCTEUR PAUL BASSET

Ancien interne des hôpitaux,
Ancien inspecteur des eaux de Saint-Nectaire,
Ancien inspecteur des eaux de Royat,
Chevalier de la Légion d'honneur.

A MA MÈRE

A MON BEAU-FRÈRE

LE DOCTEUR JOSEPH TEISSIER

Professeur de pathologie interne à la Faculté de médecine de Lyon,
Médecin des hôpitaux.

A MON EXCELLENT MAITRE ET PRÉSIDENT DE THÈSE

LE PROFESSEUR FOURNIER

Professeur de dermatologie et de syphiliographie,
Membre de l'Académie de médecine,
Médecin de l'hôpital Saint-Louis,
Chevalier de la Légion d'honneur,
Externat 1882.

A M. GOUGUENHEIM

Médecin de l'hôpital Bichat,

Avec tous mes remercîments pour l'intérêt qu'il m'a porté dans le cours de mes études médicales.

A M. BALZER

Médecin des hôpitaux,

Chef du laboratoire d'histologie à l'hôpital Saint-Louis.

A MES MAITRES DANS LES HOPITAUX

A M. LE PROFESSEUR GOSSELIN

Membre de l'Institut,
Commandeur de la Légion d'honneur.

A M. BUCQUOY

Médecin de l'hôpital Cochin.
Professeur agrégé à la Faculté de médecine,
Chevalier de la Légion d'honneur.
Externat 1879.

A M. TILLAUX

Chirurgien de l'hôpital Beaujon,
Professeur agrégé de la Faculté de médecine,
Membre de l'Académie de médecine,
Chevalier de la Légion d'honneur.
Externat 1880.

A M. SIREDEY

Médecin de l'hôpital Lariboisière.
Membre de l'Académie de médecine,
Chevalier de la Légion d'honneur.
Externat 1881.

A M. LE PROFESSEUR DUPLAY

Professeur de pathologie externe à la Faculté de médecine,
Chirurgien de l'hôpital Lariboisière,
Membre de l'Académie de médecine,
Chevalier de la Légion d'honneur.
(Externat 1883.)

ÉTUDE

SUR LES

GOMMES SYPHILITIQUES

SOUS-CUTANÉES

AVANT-PROPOS.

La gomme, considérée dans son sens le plus général, constitue la lésion la plus caractéristique et la plus commune de la syphilis tertiaire. Si l'on en excepte les syphiloses diffuses, telles que certaines formes d'hépatite, la lésion qui constitue l'ataxie locomotrice d'origine syphilitique, le syphilome ano-rectal et les syphiloses osseuses ; presque toutes les lésions circonscrites de la vérole de cette période peuvent être considérées comme des gommes et les différences qu'on y trouve, suivant l'organe, ne sont dues qu'au volume, au nombre de ces néoplasies, au tissu dans lequel elles se développent.

Les gommes des centres nerveux, des viscères, des muscles, ne diffèrent que peu des gommes du tissu conjonctif ; à vrai dire, elles se développent toutes dans le tissu conjonctif interstitiel de ces organes. La gomme peut être considérée comme la lésion élémentaire de la plupart des syphilides ulcéreuses, tuberculeuses ou tuberculo-ulcéreuses, toutes constituées par un néoplames destiné à disparaître, soit par résorption, soit par nécrose, ulcération et élimination.

L'étude des gommes comprendrait donc presque toute la syphilis tertiaire; mais un sujet si vaste exige pour être traité une plume plus autorisée que la nôtre. C'est pourquoi nous devons nous limiter dans un champ si étendu, et suivant le conseil de notre excellent maître le professeur Fournier, nous nous sommes décidé à choisir l'étude des gommes sous-cutanées pour en faire l'objet de notre thèse inaugurale, pensant qu'il y a encore quelques points intéressants dans leur histoire qui méritent d'être mis en lumière, plus qu'ils n'ont été jusqu'à ce jour.

Profitant de quelques travaux récents qui ont trait directement ou indirectement à notre sujet, nous essayerons de faire l'histoire de cette lésion si commune, si souvent étudiée, mais cependant toujours intéressante, tant au point de vue anatomique, clinique et thérapeutique. Qu'il nous soit permis d'adresser nos remerciements à M. le professeur Fournier, dont les leçons et les entretiens cliniques nous ont été du plus grand secours et qui a mis à notre disposition sa riche collection d'observations; à M. Balzer, chef du laboratoire de l'hôpital Saint-Louis, qui a eu l'obligeance de nous communiquer les préparations microscopiques dont nous donnons la reproduction dans la planche annexée à notre travail.

CHAPITRE PREMIER.

HISTORIQUE.

Les premiers auteurs qui ont parlé de la grande épidémie de syphilis de la fin du xve et du xvie siècle ont parlé de tumeurs noueuses, et dès 1512, dans Jean de Almenaz, on trouve, ainsi que le dit M. Besnier, le terme de *gummi* employé comme un terme vulgaire.

Des auteurs à peu près contemporains, J. Fracastor (1530) et Nicola Massa (1532), décrivent parfaitement les gommes qu'ils appellent gumma, gummi, gummata, gummositates. L'origine du nom a été discutée, vient-il de la consistance gommeuse du liquide qui s'écoule de la tumeur quand elle s'ouvre (Cullerier), ou de la ressemblance entre les croûtes qui recouvrent les ulcères gommeux et les masses gommeuses concrètes de certains arbres, comme le disent Fallope et Fracastor, ou encore de l'analogie entre la mollesse des tumeurs gommeuses et celle des amas de gomme à moitié desséchés (Van Swieten)? La chose a, du reste, peu d'importance.

Les auteurs du xvie siècle ont bien décrit les gommes ; ils connaissaient les gommes viscérales (Molinetti parle des gommes de la dure-mère) et ils connaissaient fort bien les rapports de ces tumeurs avec la syphilis. Ils les confondaient bien avec les exostoses et diverses tumeurs syphilitiques, mais ce fut surtout dans les siècles suivants que la confusion devint inextricable. On confond une foule de tumeurs, sous les noms de *nodus*, *tophus meliceris*, *steatomes*, etc. ; le mot de gomme est rarement employé. A la fin du siècle dernier il est presque inusité et est appliqué par Swediaur à des tumeurs des os ; J. Hunter n'emploie que le terme de nodus, mais dans le même sens, et quant aux gommes sous-cutanées, il n'en est presque pas question, et la thérapeutique consiste à les inciser, à les extirper au bistouri.

Dans ce siècle même, Cullerier en 1817, et Lagneau en 1836, considèrent les gommes comme de vrais abcès, caractérisés seulement par leur marche lente et pour le traitement on est encore à l'excision, aux antiphlogistiques, quoique depuis 1832 Wallace eut publié ses travaux sur l'iodure de potassium.

Desruelles, à la même époque, attribue les gommes à l'usage du mercure.

En 1836, M. Ricord donne des gommes sous-cutanées, une excellente description, comme toutes celles qui ont été faites par ce maître éminent, mais sous le nom de *tubercules du tissu cellulaire.*

Jusqu'en 1850, l'étude des gommes reste très abandonnée et depuis lors, grâce aux travaux de Dittrich, 1849, Lebert, Robin, Verneuil, Virchow, Ricord, Diday, Fournier, etc., l'histoire clinique et anatomique des gommes en général et des gommes sous-cutanées a été mieux connue. Plus récemment, elles ont été l'objet de travaux divers, dont nous donnerons la liste dans notre index bibliographique et que nous aurons à citer dans le cours de c travail.

CHAPITRE II.

ANATOMIE PATHOLOGIQUE.

Les gommes sont des tumeurs de l'hypoderme qui, petites et dures au début, augmentent de volume, se ramollissent, se nécrosent et s'éliminent, ou se résorbent et disparaissent avant d'avoir subi la mortification. Telles sont les gommes au point de vue macroscopique. Nous verrons plus loin comment on doit les considérer au point de vue histologique.

La gomme présente des caractères très différents, suivant qu'on la considère à l'état jeune ou adulte, ou quand elle est vieille et prête à s'éliminer.

Le volume d'une gomme jeune peut varier entre celui d'un pois et celui d'une noisette. Elle est quelquefois sphérique ; plus souvent, elle est plus ou moins allongée ou âplatie, assez souvent, elle offre le volume et la forme d'une amande. Du reste, les variétés sont souvent en rapport avec le siège de la gomme, car dans les régions où le tissu cellulaire est plus dense, elle prend volontiers une forme aplatie. Il en est ainsi au crâne par exemple.

Cette tumeur est nettement délimitée et distincte du tissu conjonctif voisin, auquel elle est unie par la continuité des fibres conjonctives, passant du tissu ambiant dans la tumeur. La gomme sous-cutanée typique n'adhère pas aux tissus profonds, aponévroses, muscles, etc., ni à la peau, mais nous verrons qu'il n'en est pas ainsi à toutes les périodes de son développement, ni dans toutes les variétés.

La *gomme jeune* est dure, élastique et à la coupe elle présente, suivant la comparaison du professeur Robin, la consistance du foie un peu induré. On peut la déchirer mais la déchirure est filamenteuse.

La coupe montre un tissu rosé ou grisâtre, quelquefois demi-transparent, quelquefois marbré, de stries d'un gris un peu opaque ; ce tissu est presque sec et par le raclage on n'en fait sourdre qu'une petite quantité de liquide.

Quand la *gomme* est *adulte*, elle offre en général un

volume un peu plus considérable et à la coupe on trouve le même tissu ferme demi-transparent, mais au centre est un noyau blanc ou jaunâtre opaque, déjà plus mou que le tissu qui l'entoure. C'est le commencement de la dégénérescence caséeuse, de la nécrose qui tend constamment à gagner, à s'étendre, et envahit complètement presque toute la tumeur qui présente alors l'aspect d'un tubercule caséeux.

Dès lors la gomme constitue une véritable eschare. C'est un tissu mortifié et destiné à s'éliminer ou à être résorbé, mais en tout cas en laissant une perte de substance, cette eschare se ramollit, s'infiltre de sucs et devient molle au point d'être fluctuante.

A cette période la gomme est constituée par une enveloppe assez consistante et par une masse blanchâtre, molle, filamenteuse, imprégnée d'un liquide visqueux, filant, gommeux, généralement louche et puriforme, quelquefois transparent et de couleur ambrée. Jusqu'à ce moment la gomme était tolérée par les tissus voisins, mais quand la mortification en a fait un corps étranger les tissus voisins réagissent, ils s'enflamment; la peau en particulier, s'amincit et se perfore, la tumeur gommeuse se transforme en ulcère gommeux.

Tels sont les aspects sous lesquels se présente la gomme syphilitique sur la table d'amphithéâtre, quand on a l'occasion rare de faire une de ces autopsies.

Voyons maintenant si l'examen microscopique nous donne quelques indications sur la nature intime de cette production.

Les premiers examens microscopiques des gommes ont été faits par V. Bärensprung, (Deutsche Klinik, 1858), et par le professeur Robin (thèse de Van Ordt, 1859). Depuis lors, Virchow, Chambard , Hutinel, Brissaud,

Malassez et tout récemment M. Balzer ont repris cette étude.

C'est d'après les travaux de ces auteurs que nous décrirons ces lésions et particulièrement d'après le mémoire de M. Balzer qui a eu l'obligeance de nous communiquer les épreuves de son travail. (*Revue mensuelle*, août 1884).

La *gomme jeune* mais déjà constituée présente une partie centrale formée de cellules en voie de dégénérescence, à noyau se colorant mal par le carmin, remplies de granulations de nature diverse, les unes graisseuses caractérisées par leur solubilité dans l'éther et leur coloration en noir par l'acide osmique, d'autres provenant de la désintégration des fibres élastiques ou de globules rouges du sang, on trouve encore des corps réfringents, qui ont l'aspect, mais non les réactions de la graisse, mais qui se rapprochent de la substance colloïde par la manière dont ils se colorent par le picro-carmin.

Autour de cette masse que nous appellerons caséeuse pour ne rien préjuger on trouve une zone de tissu embryonnaire, composée de cellules rondes à noyau volumineux et fortement coloré par le carmin. Ces cellules sont mêlées de fibres conjonctives, quelquefois au point de constituer un véritable tissu fibreux. En certains endroits ce tissu de sclérose constitue une bordure claire semblable à celle que M. Malassez a décrite autour des foyers caséeux centraux dans le testicule syphilitique.

Entre le foyer caséeux et la zone embryonnaire on peut voir des cellules géantes; cependant elles sont fort rares, puisque M. Chambard n'en a pas trouvé dans les gommes de la peau. M. Balzer n'en a trouvé qu'une sur ses nombreuses préparations.

Autour de la gomme proprement dite les altérations s'étendent à une certaine distance et c'est par l'étude de cette zone qu'on peut se rendre compte des développements de la lésion.

La lésion débute autour des vaisseaux qui sont entourés par places de manchons, de cellules embryonnaires, en même temps que leur cavité tend à s'obstruer par la desquamation et la prolifération de leur endothélium (Chambard). Ces cellules embryonnaires s'infiltrent entre les faisceaux conjonctifs qu'elles dissocient et qu'elles atrophient de sorte qu'ils deviennent minces, pâles et se colorent mal par les réactifs. — Les *fibres élastiques*, ainsi que l'a montré M. Balzer, sont altérées, elles sont segmentées en fragments et même en grains, de telle sorte que les réseaux et les appareils élastiques de la peau sont presque complètement détruits, on n'en retrouve quelques traces qu'autour de certains vaisseaux.— D'autres fois les fibres élastiques existent encore, mais amincies et se colorant mal par l'acide picrique. Enfin elles se réduisent en granulations qui restent libres dans le tissu ou sont englobées par le protoplasma des cellules (Balzer); les grains perdent assez rapidement leurs réactions caractéristiques. D'abord ils se colorent mal par l'éosine et la potasse à 40 0/0, puis ils perdent la faculté de se colorer par l'acide picrique. Enfin ils deviennent impossibles à distinguer des autres granulations (voyez fig. 3).

Les nodules péri-vasculaires sont le premier stade du processus gommeux, ils constituent réellement les nodules gommeux primitifs ou gommes microscopiques naissantes, première étape du processus qui aboutira plus tard à la formation d'un noyau caséeux caractéristique représentant la gomme à l'examen microscopique. Ces nodules ont été très bien étudiés dans ces derniers temps par *Hutinel* qui les appelle *gommes microscopiques*, par *Brissaud* qui les appelle *formations folliculaires*, enfin par *Malassez* qui distingue deux espèces de nodules, les *nodules lymphoïdes* et *les nodules épithélioïdes*. Ces derniers constitués par des cellules volumineuses sont de même nature que les premiers, mais ils paraissent correspondre à un processus moins aigu. Il n'y a pas entre eux de différence essentielle et il arrive même fréquemment qu'on rencontre des nodules mixtes composés à la fois de cellules lymphoïdes et de cellules épithélioïdes (voyez fig. 2).

Ces auteurs ont étudié les nodules gommeux dans le testicule syphilitique, mais les conclusions qu'on peut tirer de leurs recherches s'appliquent sans restriction aux gommes de la peau.

Ces nodules s'accompagnent d'une hyperplasie notable du tissu conjonctif, d'un travail de sclérose assez actif; puis, au fur et à mesure que le vaisseau se rétrécit et que le tissu plus dense gêne l'apport nutritif aux parties plus éloignées du vaisseau, ces parties meurent, subissent ce que Weigert a décrit sous le nom de nécrose de coagulation, c'est-à-dire que les cellules mortes plongées dans la lymphe qui circule autour d'elles se transforment en un coagulum analogue à la fibrine, perdent leur noyau, se désagrègent en granulations.

Cette dégénérescence commencée à la périphérie des nodules dans la partie située le plus loin des deux vaisseaux, progresse lentement, puis envahit tout le nodule, dès que le vaisseau est oblitéré. C'est la réunion de ces nodules complètement dégénérés qui constitue la partie centrale caséeuse de la gomme.

Nous retrouvons donc ici les diverses parties de la gomme que nous avons étudiées précédemment : 1° La zône périphérique caractérisée par la persistance des vaisseaux et formée d'un tissu de sclérose ou le tissu élastique est en voie de disparition ; 2° une zone à partie centrale, formée de fibres conjonctives dissociées, se colorant mal, d'éléments cellulaires dégénérés, de granulations parmi lesquelles M. Balzer à montré qu'il fallait faire une certaine part aux produits de désagrégation du tissu élastique (voyez fig. 1).

Un des caractères histologiques les plus remarquables de la gomme, c'est la longue persistance des vaisseaux, leur lente oblitération, ce qui explique la rapide résorption sous l'influence du traitement. C'est là un des premiers caractères qui la distingue du tubercule. Un second caractère, d'après M. Brissaud, c'est que le follicule gommeux se développe au milieu d'un tissu de sclérose, tandis que le follicule tuberculeux se développe primitivement au milieu d'un tissu sain, déterminant autour de lui la sclérose et l'oblitération des vaisseaux.

Les lésions que nous venons de décrire s'étendent de proche en proche envahissant la peau qui s'amincie, se perfore en un point, puis les bords de l'orifice profondément altérés se détruisent rapidement et aboutissent à la formation de l'ulcère gommeux.

L'ulcère gommeux est tapissé par des bourgeons charnus du tissu de granulation. Les parois sont formées de néoplasmes gommeux, analogues à ceux que nous avons décrit plus haut, mais plus irrégulièrement disposés, pénétrés par des faisceaux conjonctifs et des vaisseaux qui n'ont pas subi d'altération.

Le bourbillon est formé d'un feutrage de fibres conjonctives qui se laissent facilement étirer et dissocier, mêlées d'éléments cellulaires granulo graisseux ou cytoblastions de globules de pus, de globules sanguins provenant des parois, le tout baigné d'un liquide visqueux ou flottent des granulations dont nous avons déjà indiqué l'origine.

Ces lésions n'ont rien que de banal ; ce sont des lésions d'inflammation chronique à qui leur disposition par rapport aux vaisseaux imprime une physionomie un peu spéciale, mais il n'y a pas de type d'inflammation gommeuse proprement dite, il n'y a pas de néoplasme gommeux proprement dit, développé au sein du tissu, mais non à ses dépens comme l'a dit M. Robin ; il n'y a que des modifications inflammatoires du tissu conjonctif, il n'y a que de la sclérose et de la caséification comme le faisait fort bien remarquer Virchow, qui confondait la gomme dans son groupe des granulomes.

La gomme sous-cutanée ne diffère pas non plus histologiquement de la plupart des productions de la syphilis tertiaire ; les syphilides gommeuses et tuberculeuses, les gommes des autres organes du perioste etc. C'est toujours un tissu de sclérose qui dégénère, puis, qui doit disparaître, soit par élimination, soit par résorption et dans ce cas la perte de substance laisse une cicatrice, si elle atteint un tissu dense et bien différent, tel que la peau ; elle n'en laisse pas, si elle n'intéressse qu'un tissu lâche et banal comme le tissu conjonctif sous-cutané.

CHAPITRE III.

SYMPTÔMES.

On voit que l'anatomie pathologique ne fournit pas une caractéristique absolue de la gomme ou du moins que les données anatomiques ne suffisent pas à la caractériser en dehors de la notion d'évolution.

Il en est de même et à un haut degré encore en ce qui concerne la symptomatologie de cette lésion ; il faut surtout tenir compte de *l'évolution* qui est *caractéristique*.

M. le professeur Fournier, définit la gomme de la manière suivante.

« Les gommes sont des tumeurs noueuses et circonscrites qui primitivement solides et aphlegmasiques se ramollissent plus tard, s'ulcèrent par un travail inflammatoire de voisinage et éliminent comme produit plus spécialement caractéristique une matière bourbillonneuse blanchâtre semblable à une sorte d'eschare charnue. »

Il résulte de cette *définition* qui résume d'une façon si *frappante* toute l'évolution de la tumeur gommeuse que nous devons lui considérer trois périodes : une première période de développement, ou de crudité ; une seconde, de ramollissement ; une troisième, d'évacuation.

§. I. — *Période de développement ou de crudité :*

La gomme sous-cutanée débute par un petit noyau dur, très petit, qu'on sent à peine et qui se développe dans le tissu conjonctif sous-cutané. Ce petit noyau augmente de volume, et au bout d'un temps variable constitue une nodosité du volume d'un pois, d'une noisette, d'une olive. La forme est sphérique, allongée ou aplatie.

Cette petite tumeur est dure et résistante, au toucher la consistance est remarquablement élastique, chondroïde, et elle donne au doigt, qui la palpe, la sensation d'un ganglion avec lequel, dans certaines régions, il serait facile de la confondre.

Elle est sans adhérence aux tissus voisins, on peut la saisir entre les doigts, et la faire mouvoir sur les tissus profonds. On peut faire glisser la peau à la surface, elle roule sous le doigt, comme une olive qu'on aurait glissée sous la peau.

La peau à son niveau ne présente aucune modification aucun changement de consistance et de couleur, il n'y a aucune réaction inflammatoire.

Aussi comprend-on que la gomme soit alors parfaitement indolente. Quand les malades découvrent la tumeur à cette époque, c'est généralement par hasard ; en portant la main sur la région, ils ont senti cette petite dureté roulant sous le doigt, d'autres fois c'est le médecin, qui, consulté pour autre chose, découvre la tumeur. En effet, pourquoi le malade s'inquièterait-il d'une affection qui ne le gêne en aucune façon, qui ne lui cause aucune douleur et dont il n'entrevoit pas la gravité possible.

Quelquefois la petite gomme n'est pas aussi libre de toute adhérence, elle peut être située un peu plus profondément ou un peu plus superficiellement et à une période plus ou moins avancée de son développement, contracter des adhérences avec l'aponévrose ou les os sous-jacents ou plus souvent avec la face profonde du derme auquel elle paraît réunie par un étroit pédicule ou avec lequel elle semble faire corps. Cette forme constitue le passage de la gomme sous-cutané à la gomme dermique.

Ainsi donc, cette période est caractérisée par le développement d'une petite tumeur sous-cutanée solide et aphlegmasique.

La durée de cette période est très variable. Dans la plupart des cas, elle est fort longue, d'autant plus longue que nous n'en connaissons pas le début réel, elle peut durer plusieurs mois, mais en revanche nous verrons qu'elle peut affecter une marche beaucoup plus rapide et arriver en quelques semaines à la seconde période.

§ II. *Période de ramollissement.*

Elle est marquée à son début par la diminution de consistance de la gomme et par les phénomènes inflammatoires qui préparent son évacuation.

Le centre de la tumeur le ramollit, et ce ramollissement gagne toute l'étendue de la tumeur qui devient bientôt fluctuante. Mais il ne faut pas s'y tromper, ce n'est qu'une fausse fluctuation, car en réalité la quantité de liquide que contient la gomme ramollie est minime. Nous avons vu en parlant de la structure des gommes que le centre est formé d'une eschare molle imprégnée de sucs, mais une masse de tissu solide. C'est cette eschare ramollie, c'est ce bourbillon qui donne cette fausse sensation de fluctuation et si l'on ouvre une gomme à ce moment il n'en sort rien ou presque rien.

Nous en trouvons un exemple entres autres dans *la thèse de Dulong* (1876), observation VII : il s'agit d'une malade entrée à Lourcine dans le service de M. Fournier, avec des gommes de diverses régions. Une de ces tumeurs située à la face postérieure de la jambe était fluctuante, recouverte d'une peau rouge, mince, prête à se rompre, on croyait y trouver du pus ; on incisa, il n'en sortit rien du tout et la tumeur ne s'affaissa pas.

Ce caractère d'une tumeur fluctuante, ayant tout à fait les allures d'un abcès, qu'on incise et qui ne donne issue à aucun liquide est tout à fait spécial, c'est qu'en effet à ce moment la gomme jusqu'à ce moment indolente aphlegmasique a revêtu plusieurs des caractères des abcès chauds. Elle est douloureuse spontanément et à la pression elle est entourée d'une zone de tissus enflammés et adhérés à la peau qui est violacée, rouge, amincie et prête à se rompre.

Bientôt en effet, la peau se réduit à une membrane épidermique, mince comme une pelure d'oignon, ne tarde pas à se rompre.

Même à cette période, même quand la gomme paraît sur le point de s'ouvrir, il faut se garder d'y porter le bistouri, car il n'est pas impossible d'en obtenir la résorption sous l'influence d'un traitement bien dirigé, c'est là un d s points qu'il ne faut jamais perdre de vue et sur lequel M. Fournier appelle toujours avec le plus grand soin l'attention de ses élèves.

§ III. — *Ouverture.*

La perforation qui se produit ainsi est punctiforme et donne accès dans une cavité presque entièrement remplie par le bourbillon, mais elle s'élargit très rapidement. La peau qui recouvre la gomme est elle-même infiltrée de produits gommeux et se détruit avec une rapidité surprenante. Il se produit une perte de substance, qui atteint ou dépasse le diamètre de la caverne gommeuse, qui se trouve complètement mise à nu.

Cette ulcération marche avec une telle rapidité, que ce qui n'était qu'une tumeur presque indolente, à laquelle le malade faisait à peine attention, devient en quelques jours une ulcération large et profonde.

L'ouverture ne se fait pas toujours par un seul pertuis; dans le cas de gommes très volumineuses ou confluentes, elle se fait par plusieurs ouvertures à la fois, les parties de peau saine qui les séparent se détruisent ensuite par ulcération et il en résulte de vastes pertes de substance dont le contour, souvent formé de plusieurs arcs de cercle, montre qu'il ne s'agit pas d'une gomme unique.

§ IV. — *Période d'ulcération.*

Aussitôt après l'ouverture de la gomme, débute la période d'ulcération, remarquable par sa longue durée et, dans certains cas, par les accidents auxquels elle expose et par les difficultés diagnostiques qu'elle peut soulever.

Au début de cette période, l'ulcère gommeux dans sa forme la plus simple se présente de la façon suivante :

C'est une perte de substance creusée à l'emporte-pièce, circulaire, à bords taillés à pic, quelquefois un peu surélevés. Elle est entourée d'une zone inflammatoire plus ou moins étendue, œdémateuse, douloureuse. Au fond de cette cavité se trouve le bourbillon, dont la description mérite de nous arrêter quelques instants.

Le bourbillon gommeux est une masse blanchâtre, molle, insensible, comme tout tissu mortifié ; par sa couleur, sa consistance ; il rappelle assez bien la chair de morue (Fournier). Si on cherche à le saisir avec des pinces, il se désagrège, s'étire en filaments comme du vermicelle (Fournier). Mais il adhère au fond de l'ulcération et ne se laisse pas enlever d'une pièce. Ce bourbillon, avec les caractères si nets, est caractéristique de la gomme syphilitique ; il ne ressemble ni au bourbillon de l'anthrax ou du furoncule, ni à la masse caséeuse du tubercule.

Le bourbillon s'élimine peu à peu et se désagrège, ses fragments sont entraînés par la suppuration.

Le bourbillon éliminé, il reste l'ulcère gommeux proprement dit, mais de la gomme, il ne reste que la coque, la partie qui a échappé à la mortification.

Cet ulcère est reconnaissable d'après M. Fournier aux six caractères suivants :

1° Orbicularité du contour;

2° Caractère caverneux;

3° Bords en falaise, taillés à pic;

4° Bords entourés d'une auréole d'un brun foncé;

5° Fond irrégulier, raviné, ravagé ;

6° Fond bourbillonneux putrilagineux.

Certains de ces caractères méritent quelques développements.

Quand la gomme est unique, isolée, le contour est parfaitement circulaire; mais dans les cas de gommes multiples confluentes, il n'a plus cette régularité ; néanmoins, on y retrouve toujours un caractère, sur lequel insiste le professeur Fournier, dans le diagnostic des lésions syphilitiques, c'est le contour polycyclique, formé d'arcs de cercle, d'autant plus étendus, que la lésion élémentaire est plus volumineuse; on voit clairement à un examen approfondi que cette ulcération qui, à première vue paraît irrégulière, est formée par la confluence d'ulcérations circulaires.

Les bords sont adhérents, entourés d'une auréole brune, ce sont là des caractères précieux dans certains cas pour le diagnostic différentiel avec les gommes scrofuleuses, sont très décollés où la peau forme parfois des prolongements séparés par des sinus profonds, sorte de tentatives avortées de cicatrisation, et où les bords sont entourés d'une zone violacée.

Le fond est irrégulier, étagé, ravagé, couvert de détritus putrilagineux, fournissant une suppuration sanieuse; dans les anfractuosités, on peut encore découvrir quelques débris du bourbillon, de sorte qu'en résumé l'ulcère gommeux est un ulcère de mauvais aspect

Arrivé là, l'ulcère gommeux peut persister plus ou moins longtemps ou se cicatriser.

Dans le premier cas, il conserve les caractères que nous avons signalés et cela pendant un temps quelquefois fort long. L'ulcération peut encore ne pas rester stationnaire, les bords ou le fond sont infiltrés de cellules embryonnaires, se détruisent par nécrose moléculaire; il en résulte une des complications les plus graves, le *phagédénisme tertiaire* qui peut s'étendre, soit en *surface*, soit en *profondeur*, phagédénisme térébrant, atteindre es organes sous-jacents et donner lieu à des accidents parfois de la plus haute gravité.

D'autres fois, soit spontanément, soit sous l'influence du traitement, l'ulcère tend vers la cicatrisation, et alors on entre dans la période suivante :

§ V. — *Période de réparation.*

Le fond de l'ulcération se déterge, se couvre de bourgeons de bonne nature, se relève et atteint le niveau de la peau environnante; la cicatrisation part des bords, et comme dans une plaie ordinaire, ne tarde pas à couvrir toute la surface avec une rapidité parfois surprenante.

Il en résulte une cicatrice qui, dans la plupart des cas, est caractéristique.

Cette cicatrice reproduit la forme, la dimension de l'ulcère qui lui a donné naissance; elle est parfaitement circulaire, blanche, lisse, légèrement gonflée, entourée d'un liséré pigmenté, surtout aux membres inférieurs. Quand la gomme a creusé profondément et a atteint les tissus sous-jacents, la cicatrice est adhérente, déprimée et foncée.

Dans certains cas, on peut voir des cicatrices succéder

à des gommes qui ne se sont point ouvertes et ulcérées. Cela peut s'observer d'abord dans le cas de gommes intra-dermiques, qui étaient arrivées à la période de ramollissement au moment où le traitement a été commencé.

M. Goutard, dans sa thèse sur le Léontiasis syphilitique, cite un cas où de grosses tumeurs, disséminées en diverses régions, s'étaient résorbées sans s'ouvrir et avaient donné lieu à des cicatrices profondément déprimées et adhérentes.

§ VI. — *Variétés de gommes.*

Telle est la marche et l'évolution typique de la gomme sous-cutanée ; suivant leur siège, leur groupement, suivant le génie propre de la syphilis dont elles sont la manifestation, elles présentent des variétés et des particularités que nous devons maintenant étudier.

1° *Variétés suivant le siège.* — Les gommes sous-cutanées peuvent s'observer à tous les points de la surface du corps, mais on a remarqué depuis longtemps, qu'elles sont beaucoup plus fréquentes à certaines régions. Si nous prenons la statistique du professeur Fournier, nous trouvons comme siège les gommes des membres inférieurs et particulièrement les jambes ; puis viennent, par ordre de fréquence décroissante, le cou, les épaules et les membres supérieurs, etc. En certaines régions, les gommes sont extrêmement *rares*, telles sont la *paume des mains* et la *plante du pied.*

Dans chacune de ces régions, les gommes présentent certaines particularités au point de vue de leur marche et de leurs complications.

Aux jambes, les gommes adhèrent souvent à la peau ou aux tissus profonds dans une période assez précoce de leur développement. Elles s'accompagnent fréquemment d'une réaction inflammatoire assez vive et étendue, qui peut offrir certaines modalités intéressantes. Tantôt il s'agit simplement d'une exagération ou d'un peu de précocité de la réaction inflammatoire, qui accompagne ordinairement le ramollissement; tantôt, dès le début, les gommes provoquent un œdème éléphantiasique du membre. En général, les gommes des jambes sont douloureuses pendant la marche. Dès la période de crudité, elles sont moins bien délimitées et roulent moins facilement sous le doigt que dans d'autres régions, à cause d'un certain empâtement des tissus voisins; la peau à leur niveau est de bonne heure violacée.

Cette inflammation périphérique dont nous avons parlé plus haut peut être assez vive pour accélérer la marche de la gomme qui en peu de temps arrive au ramollissement. D'autres fois comme M. Mauriac en a cité un exemple, cette vive réaction du début s'affaisse et la gomme continue son évolution lente sans être influencée par ce qui se passe autour d'elle.

Il est peut-être plus fréquent aux jambes que dans les autres régions du corps d'observer des placards formés par les gommes confluentes, placards plus ou moins irréguliers à contours diffus ou formés par une série de nodosités saillantes.

Ces œdèmes éléphantiasiques, cette inflammation des gommes des jambes est liée aux varices ou tout au moins à la gêne de la circulation de la région. Cette influence se fait encore sentir sur la cicatrisation.

La cicatrisation est lente et difficile chez les variqueux

s'ils continuent à rester debout, et la cicatrice est fortement pigmentée.

Aux cuisses et aux fesses ou la peau est épaisse et mobile les gommes sont peu saillantes, profondément enchâssées dans les tissus ; quand elles s'ouvrent elles donnent lieu à des cavernes profondes et à des ulcérations étendues.

Aux fesses surtout on peut observer des gommes confluentes formant de volumineuses tumeurs et s'ouvrant par plusieurs orifices de façon à simuler un anthrax à marche un peu torpide.

Les gommes des aines présentent des particularités à signaler au point de vue du diagnostic et des complications qui ont été bien étudiées par Bourdon et le professeur Verneuil. D'abord il est difficile de distinguer une gomme sous-cutanée de cette région d'avec une gomme ganglionnaire superficielle et il est même probable que la confusion a été souvent faite. On pourra également souvent confondre une gomme ramollie avec un bubon de chancre mou ; surtout s'il y a en même temps quelques syphilides tertiaires de la verge pouvant simuler un chancre simple. La gomme de cette région présente une grande tendance à se compliquer de phagédénisme, soit en surface, soit en profondeur et alors les vaisseaux cruraux peuvent être ulcérés. Il se pourrait aussi que dans ces cas il s'agit de gommes développées dans les parois veineuses sur lesquelles Langenbeck a appelé l'attention et dont il a cité quelques cas précisément dans la région dont nous parlons. Les rapports que peuvent affecter les gommes avec le paquet vasculo-nerveux fémoral expliquent facilement les phénomènes de compression vasculaire, les névralgies crurales qui ont été signalées par divers auteurs et surtout par Ricord. Sur les parois antérieures de l'abdomen les gommes sont fort rares.

Au thorax elles sont un peu plus fréquentes et en raison du peu d'épaisseur des parois thoraciques le phagédénisme térébrant présente ici une gravité toute particulière. M. Cledon (dans la Gazette médicale de Lyon, 1867) a rapporté un cas de gomme qui avait dénudé une côte et s'était ouverte dans le poumon. M. Mendeville, dans sa thèse inaugurale, rapporte l'observation d'une gomme qui, siégeant au niveau de l'articulation sterno-claviculaire, ouvrit cette articulation et une des fistules articulaires pénétra dans la poitrine et amena des complications mortelles. Nous-même citons dans notre observation XV une gomme qui a dénudé et nécrosé une partie de la clavicule.

Les gommes du sein qu'on a observées chez l'homme, mais plus souvent chez les femmes, ne présentent rien de spécial et sont en général d'un diagnostic facile; cependant comme elles ont donné lieu à des difficultés ou même à des erreurs de diagnostic, comme on en a quelquefois extirpé, les prenant pour des tumeurs malignes, il faudra toujours avoir présent à l'esprit la possibilité de cette erreur et essayer le traitement spécifique d'une tumeur dont le diagnostic est douteux.

Au cou et à la face les gommes présentent surtout de l'intérêt à cause des délabrements considérables qu'elles peuvent produire ou par les troubles fonctionnels qu'elles peuvent causer. C'est ainsi que des gommes du cou ont pu comprimer la trachée ou le larynx et amener des accès de suffocation qui ont nécessité la trachéotomie. Le professeur Fournier rapporte un cas de gomme sous-maxillaire qui gênait la déglutition et la rendait presque impossible. Une autre fois notre éminent maître a vu une gomme située au-dessus du sourcil sur le trajet du nerf orbitaire provoquant une névralgie intense. M. Mauriac rapporte un cas de gomme située en avant du masséter qui rendait la mastication impossible; une autre fois c'est une gomme qui ulcère le canal de Sténon et produit une fistule salivaire.

Au crâne et surtout au front les gommes sont aplaties et peuvent entamer les os et amener des perforations.

Sur les membres supérieurs les gommes ne présentent pas d'autre particularité que celles qui résultent du voisinage des vaisseaux et des nerfs. C'est ainsi que Nélaton a vu une gomme de l'aisselle comprimer les nerfs des bras et provoquer de vives douleurs avec un engourdissement et une paresse de tous les membres. Ricord, Mauriac ont vu des névralgies dues à la compression du nerf cubital par une gomme. Zambaco a vu une gomme située dans la gouttière radiale au point où l'on tâte le pouls, ayant amené l'impotence et l'engourdissement de la main.

Les gommes de la paume de la main et de la plante des pieds sont extrêmement rares ; autant qu'on puisse en juger par les quelques observations qui ont été publiées elles ne présentent aucun caractère saillant. Signalons cependant le cas observé par Nélaton d'une gomme du talon comprimant le nerf plantaire et ayant amené des douleurs très vives qu'on ne savait à quoi rattacher.

Les organes génitaux peuvent aussi être atteints de syphilis tertiaire. M. Spillmann a observé des gommes vulvaires. M. Ozenne a dernièrement publié un mémoire sur les gommes de la verge. M. Dulong (thèse inaugurale) en cite un cas dans la IVe observation. Les gommes du gland sont remarquables par le phagédénisme qu peut leur succéder. Mais la lésion la plus fréquente du gland dans la syphilis tertiaire, c'est la syphilide tuberculo-ulcéreuse ou gommeuse. Les gommes du fourreau apparaissent comme de petites tumeurs mobiles, sans adhérence au début, pouvant gêner le coït par leur seul volume. Plus tard, elles peuvent contracter des adhérences avec les corps caverneux et la cicatrice adhérente gêner l'érection, le coït et même causer la déviation de la verge pendant l'érection.

2° *Variétés de groupement.* — Les gommes sont, dans un grand nombre de cas disséminées à la surface du corps, isolées et distribuées sans ordre, plus ou moins superficielles, plus ou moins volumineuses, suivant leur âge, il peut y en avoir de la sorte un très grand nombre. On trouve partout signalée l'observation de Cazenave qui a vu 50 gommes disséminées sur les deux membres supérieurs d'un de ses malades, le cas de Lisfranc où il existait 160 gommes disséminées sur toute la surface du corps. Dulong, dans sa thèse, rapporte l'histoire d'une malade observée dans le service d'Hillairet où il y en avait une trentaine. Enfin M. le professeur Fournier nous a rapporté l'observation d'un malade de son service qui en portait soixante disséminées sur le corps, après six mois de syphilis; celle-ci était du reste très grave obs. XVII).

Les gommes sont parfois réunies en grand nombre sur un même point du corps sans être pour cela confluentes. Mais, en général, elles sont beaucoup moins nombreuses que dans les exemples que nous avons cités ci-dessus, on en voit une seule, cinq ou six qui apparaissent simultanément ou successivement; en grand nombre, elles constituent de véritables exceptions.

Dans certains cas on remarque de la symétrie. Ainsi

dans l'observation 14 nous voyons une femme qui portait à la face interne de chaque bras une gomme. M. Mauriac rapporte l'observation d'un homme qui à la dixième année de la syphilis présentait trois gommes sur la face interne de chaque bras. — L'observation 12 de la thèse de Dulong est encore un exemple analogue, il y avait une gomme sur la face interne de chaque cuisse et symétriquement placée.

Mais les gommes multiples ne sont pas toujours disséminées, elles sont souvent groupées de façon à former des masses plus ou moins volumineuses. C'est de cette façon que se produisent ces énormes tumeurs gommeuses telle que cette gomme de la cuisse que M. Fournier a présentée à la Société médicale des hôpitaux, en 1870, et qui était apparue chez un vieillard, cinquante-cinq ans après l'infection syphilitique. Cette tumeur mesurait 14 centimètres de long, sur 10 de large et 6 d'épaisseur M. Mendeville cite le cas d'une tumeur qui couvrait la moitié inférieure de la face, du crâne et la partie inférieure du cou.

Plus fréquemment, les gommes confluentes forment des groupes beaucoup plus petits et modestes ; il n'est pas rare d'observer aux jambes des plaques gommeuses, dont la grandeur varie depuis une pièce de 5 francs en argent jusqu'à la paume de la main. Nous en citerons plusieurs cas dans nos observations 8, 9, 10, 12.

Ces plaques gommeuses peuvent adhérer d'emblée au derme et forment un chaînon de passage aux syphilides gommeuses en plaques. La peau, au niveau des plaques adhérentes, présente toujours, dès le début, une couleur violacé.

Quand les gommes confluentes forment des amas ou des bandes en certaines régions riches en lymphatiques, on peut hésiter entre des plaques gommeuses ou de la lymphangite gommeuse. Le diagnostic est d'autant plus difficile que la marche de ces lésions est analogue. Le traitement est du reste le même.

3° *Variétés suivant la marche.* — Ainsi que nous l'avons dit plus haut, les gommes ne s'ouvrent pas fatalement, même quand on les laisse sans traitement ; d'autre part, il est des cas où le traitement est impuissant à empêcher le ramollissement et l'ulcération. Enfin, l'évolution peut se faire avec une rapidité très variable.

Il est des gommes qui, après avoir pris un développement variable, suivant les cas, s'affaissent ou disparaissent spontanément sans aucun traitement. Nous en citerons un cas dans notre observation 10. M. Mauriac rapporte plusieurs observations analogues, mais il les considère comme propres à la période secondaire, et leur attribue comme date moyenne cinq mois après l'accident primitif. Notre observation en diffère sous ce rapport. La date du début de la syphilis est ignorée, mais probablement elle remonte assez loin et après une première poussée de gommes qui se sont ouvertes, la malade a eu pendant trois ans des poussées successives de tumeurs gommeuses à tendance résolutive. Dans notre observation, nous voyons une série de gommes apparaître dans le même point, se résoudre spontanément, puis récidiver et disparaître encore finalement ; enfin il se développe, toujours au même point, une gomme volumineuse, qui s'ulcère.

Quelquefois, les tumeurs gommeuses ont une marche très rapide, elles se développent et se ramollissent en quelques jours ; elles s'ouvrent et s'ulcèrent. Ce sont, en général, des *syphilis malignes précoces*, comme les appelle le professeur Fournier. C'est peu de temps après le début de la syphilis qu'apparaissent ces gommes, et chez des individus cachectisés ou atteints d'une de ces causes qui aggravent la syphilis, telles que l'alcoolisme, l'impaludisme, etc. Cependant ce fait n'est pas constant, et l'on peut voir apparaître les gommes malignes chez des individus robustes et qui ne présentent aucune de ces causes de débilitation, sur lesquelles nous reviendrons en parlantde l'étiologie des gommes de la peau.

Quoi qu'il en soit, ces gommes à marche rapide présentent de grandes difficultés au point de vue de leur sensibilité au traitement.

Tantôt, malgré la gravité apparente des lésions, dès que le malade est mis au traitement spécifique tout s'arrête, les gommes crues ou ramollies se résorbent, les ulcères se cicatrisent, il ne se forme plus de nouvelles gommes ; tantôt, au contraire, elles sont absolument réfractaires au traitement. Alors, malgré la thérapeutique la plus énergique et la plus méthodique, non seulement les gommes déjà existantes achèvent leur évolution et s'ulcèrent, mais encore il s'en forme d'autres continuellement. Nous citerons comme exemple du genre l'observation 9 de la thèse de Dulong et une très belle observation de M. Mauriac, où nous voyons un jeune homme de 19 ans, très bien portant, sans aucune diathèse, atteint de chancre infectant de moyenne intensité. Au bout de cinq semaines, troubles graves de la santé générale, roséole papuleuse. Deux mois et demi après le début, apparaissent des gommes sous-cutanées qui évoluent et s'ulcèrent, malgré le traitement par l'iodure de potassium. — Au bout de sept mois, la santé générale se relève, mais, pendant quatre ans, des gommes volumineuses continuent à apparaître et à s'ulcérer sans être en aucune façon influencées par un traitement spécifique énergique repris et interrompu plusieurs fois. A partir du neuvième mois, les gommes avaient été la seule manifestation de la syphilis.

CHAPITRE IV.

COMPLICATIONS.

Pendant leur évolution et à chacune de leurs périodes, les gommes du tissu cellulaire peuvent donner lieu à des complications. — C'est ainsi que pendant leur période de crudité les tumeurs gommeuses peuvent comprimer les organes voisins (larynx, nerfs, vaisseaux) ; plus tard, soit par leur ouverture ou après leur ouverture, elles peuvent devenir phagédéniques, ulcérer les organes sous-jacents, et donner lieu à des accidents graves, sur lesquels nous avons appelé l'attention en parlant des localisations diverses des gommes. Enfin, d'autres complications peuvent survenir après la cicatrisation : ce sont tantôt des adhérences anormales, comme M. Ozenne en a signalé à la verge, ou bien ce sont des rétractions musculaires comme chez une femme du service de M. le professeur Fournier et qui, après de nombreuses et volumineuses gommes du mollet, avait un pied bot par rétraction du triceps sural, mais peut-être, dans ce cas, s'agissait-il de gommes musculaires (observation 12).

Après la cicatrisation d'un ulcère gommeux tout n'est pas fini, car cette cicatrice est un lieu de prédilection pour le développement de nouvelles gommes ou de nouveaux ulcères. Dans notre observation 1, nous voyons une femme présenter quatre poussées de gommes sur la même jambe. Dans l'observation 7, les récidives ne se font pas sur les cicatrices, mais au point occupé par des gommes qui se sont résolues spontanément. Enfin, on verra la même chose dans l'observation qui sert de base au travail de M. Balzer, que nous avons cité dans notre chapitre d'anatomie pathologique. Il semble que dans ces cas de récidive il soit resté dans le tissu quelques nodules gommeux qui ont servi de point de départ à de nouvelles tumeurs, ou bien que sur la cicatrice il se reforme des gommes de toute pièce.

M. le professeur Fournier insistait récemment, dans une de ses cliniques à l'hôpital Saint-Louis, sur cette reviviscence des gommes, qui paraissent renaître de leurs cendres, à propos d'un jeune homme qui est entré quatre fois dans son service, dans ces trois dernières années, pour des gommes scrotales, et qui y reviendra encore, suivant toute probabilité. Chaque fois, le traitement spécifique amène une prompte guérison.

CHAPITRE V.

ÉTIOLOGIE.

La gomme, telle que nous venons de la décrire, est une lésion syphilitique, nous accepterons ce point à l'étiologie comme un fait démontré, sans nous arrêter à la supposition émise dubitativement par Virchow que d'autres diathèses peuvent peut-être donner naissance à des lésions identiques, ni à l'opinion émise par M. Després à la Société de chirurgie (1882) que toute maladie grave des enfants ou même de leurs parents peut donner naissance à des gommes ; mais nous avons à étudier les causes qui, agissant sur lasyphilis, sur le malade ou sur la région, peuvent influencer l'apparition ou le développement des gommes sous-cutanées. C'est là un terrain incertain, un sujet mal connu et dont bien des points sont à l'étude.

Et d'abord y a-t-il des causes qui puissent expliquer la production des gommes en un point du corps plutôt qu'en un autre ?

Cazenave, racontant l'histoire du malade qui était porteur de 50 gommes aux membres supérieurs, dit qu'elles avaient été déterminées par la pression des appuis d'une voiture, et qu'il suffisait d'exercer une pression sur un point quelconque du membre pour y voir se développer de nouvelles gommes. Cette observation est restée isolée, mais on peut admettre que les gommes se développent de préférence en un point atteint par un traumatisme, comme M. le professeur Verneuil l'a indiqué pour les tumeurs en général.

Les gommes sont beaucoup plus fréquentes *aux jambes* qu'en aucune autre région du corps, cette localisation pourrait peut-être s'expliquer par les conditions toutes spéciales de la circulation veineuse et lymphatique des membres inférieurs. Mais cela ne nous explique pas pourquoi les gommes sont plus fréquentes au dos ou sur la poitrine que sur l'abdomen par exemple. Nous ne savons pas non plus pourquoi tel malade a des gommes soit à la face, soit au cou ; tel autre aux membres supérieurs, à la poitrine, aux organes génitaux et pas ailleurs. Il y a peut-être ici des conditions particulières de fatigue locale, d'affaiblissement, mais nous n'avons pas de données précises sur ce point ; il faudrait rechercher s'il n'en est pas des gommes comme de certaines paralysies qui atteignent de préférence les groupes musculaires surmenés.

La seule cause bien nette de localisation que l'on puisse citer, c'est la prédisposition due à une atteinte antérieure qui est bien mise en lumière par les observations de gommes que nous avons citées.

Nous rencontrons la même obscurité si nous cherchons à déterminer pourquoi tel malade fait des gommes sous-cutanées, tel autre des exostoses, de l'ataxie locomotrice ou encore de l'hépatite diffuse.

Il est bien plus intéressant d'étudier les causes qui influent sur la syphilis en tant que maladie générale. Cherchons donc quelques données dans l'origine de la syphilis, dans son évolution antérieure, dans le terrain sur lequel elle se développe.

La syphilis peut être acquise ou héréditaire, dans les deux cas on peut observer des gommes et dans les deux cas elles offrent à peu près les mêmes caractères intrinsèques ; comme le dit M. le professeur Fournier, rien ne ressemble tant à une syphilis héréditaire qu'une syphilis acquise dans la première enfance.

Dans la syphilis héréditaire, les gommes apparaissent généralement de la troisième à la vingtième année.

Dans la syphilis acquise, les gommes étaient considérées par Ricord comme le type de la lésion tertiaire. Elles le sont en effet, mais dans la syphilis anormale elles peuvent apparaître à toutes les périodes. Rappelons le cas de M. Fournier où une gomme apparaît

55 ans après l'accident primitif; la syphilis était restée latente pendant plus de cinquante ans.

Plus souvent, en revanche, on voit des gommes apparaître quelques mois après l'accident primitif. Les gommes précoces auraient, d'après M. Mauriac, une marche plus rapide et se résoudraient souvent spontanément ou, quand elles sont destinées à s'ulcérer, seraient moins sensibles au traitement que les gommes tardives franchement tertiaires.

Cette remarque est fondée, mais elle tient souvent à ce que les gommes précoces appartiennent à des syphilis précoces.

Les syphilis malignes précoces, sur lesquelles M. Fournier appelle souvent l'attention de ses élèves dans ses entretiens cliniques, sont souvent caractérisées par la rapidité de leur marche, la gravité de leur manifestation et le peu de prise qu'on a sur elles par le traitement. Elles débutent quelquefois par un chancre ulcéreux, puis en pleine évolution d'accidents tertiaires on voit apparaître des lésions manifestement tertiaires, des syphilides ulcéreuses, des rupia, des gommes sous-cutanées disséminées en grand nombre. Les gommes évoluent rapidement, s'ulcèrent, se cicatrisent et, après un temps plus ou moins long, sont remplacées par de nouvelles poussées, en même temps l'état général s'altère, des lésions viscérales se développent et on peut voir survenir une terminaison fatale, si un traitement bien dirigé n'arrête pas la nature de la maladie.

Les causes de ces formes graves de la syphilis sont connues pour quelques-unes d'entre-elles, mais elles ne le sont pas toutes encore.

La vieillesse est une de ces causes, la syphilis contractée tard est généralement plus grave, et on a pu voir il y a quelque temps, dans le service de M. Fournier à Saint-Louis, un vieillard qui, après avoir contracté la syphilis à 69 ans, a eu une série de manifestations graves, puis une cachexie rapide qui l'a emporté. « La syphilis n'aime pas les vieux », disait Ricord.

La syphilis exotique, la vérole contractée dans les pays chauds, est aussi souvent fort grave, mais dans bien des cas cette gravité peut être due à l'impaludisme.

L'impaludisme même ancien, même latent, aggrave considérablement la syphilis, et nous en avons un exemple dans le malade de l'observation qui, au bout de six mois de syphilis, présentait des syphilides buccales, un testicule syphilitique et 60 gommes à diverses périodes de leur évolution. (Observation XVII.)

D'autres diathèses, telles que la tuberculose, le diabète agissent de même, mais la cause la plus fréquente des syphilis malignes précoces que l'on a l'occasion d'observer le plus souvent est l'*alcoolisme*.

Les alcooliques, en général, ont de mauvaises véroles, à marche rapide, réfractaires au traitement. Cette combinaison de la syphilis et de l'alcoolisme ne se rencontre pas seulement chez l'homme, mais aussi très fréquemment chez certaines femmes, les « inviteuses », ainsi que l'ont très bien démontré MM. Barthélemy et Devillez (*France médicale*, tome I, 1882).

Relevons, en terminant, cette analogie entre la syphilis et les traumatismes quand ils sont greffés sur un état diathésique. Au point de vue du traitement cela a son importance car, dans ce cas, il ne faut pas se borner à traiter la syphilis, il faudra aussi s'occuper de la diathèse qui commande la situation. Sans cette précaution, la syphilis se montre rebelle au traitement le plus énergique.

CHAPITRE VI.

PRONOSTIC.

Nous ne dirons que peu de chose du pronostic des gommes sous-cutanées syphilitiques, car il résulte de ce que nous avons dit plus haut :

La gomme est grave en ce qu'elle indique une syphilis arrivée à la période tertiaire, c'est-à-dire à la période des lésions viscérales et des lésions graves de la peau, mais il y a des distinctions importantes à faire.

Tantôt, en effet, il s'agit d'une syphilis ancienne chez un individu robuste qui présente deux ou trois gommes à marche lente. Dans ce cas, le pronostic est assez bénin, car avec l'iodure de potassium on en aura facilement raison.

Tantôt, au contraire, il s'agit d'une de ces mauvaises véroles cachectisantes, les gommes apparaissent en grand nombre dès la première année qui suit l'accident primitif et évoluent rapidement. Dans ce cas le pronostic est très grave, car ces gommes sont essentiellement rebelles au traitement, elles persistent et se reproduisent avec une ténacité désespérante.

Enfin, il faut tenir compte du siège des gommes et des accidents auxquels elles peuvent donner lieu. Nous ne reviendrons pas sur ce que nous avons dit à propos de toutes les complications de ce genre.

Les ulcères gommeux peuvent-ils transmettre la syphilis ? Cela n'est guère probable et, en 1865, des expériences d'inoculations ont été faites par Tanturri avec du liquide retiré des gommes et cela sans aucun résultat. Nous pouvons donc admettre que la gomme n'est pas contagieuse.

CHAPITRE VII.

DIAGNOSTIC.

Le diagnostic de la gomme syphilitique est le plus souvent facile, mais il est des cas où il présente une difficulté extrême; cependant il est peu de lésions qu'il soit plus important de reconnaître en raison de la facilité avec laquelle on les guérit par le traitement spécifique.

Le diagnostic de la gomme peut se fonder sur l'anamnèse, sur le caractère objectif des lésions, au moment où on les étudie sur leur évolution.

Les antécédents manquent très souvent et l'on peut voir par nos observations combien on doit tenir peu de compte des renseignements donnés par le malade. L'accident primitif est souvent passé inaperçu, surtout chez les femmes. Parmi les accidents secondaires, la roséole peut passer inaperçue ainsi que les syphilides muqueuses; dans ce cas, une gomme survenant au bout de dix ans sera le premier accident perçu par le malade. D'autres fois les renseignements sont tout aussi incomplets, mais le malade a eu des syphilides qu'il veut cacher ou qu'il a oubliées, et un examen complet du malade fera découvrir des cicatrices caractéristiques de la vérole ou, si celle-ci est récente, on pourra retrouver l'adénopathie ou une syphilide pigmentaire, manifestations qui durent fort longtemps et qui restent facilement inaperçues du malade.

La gomme syphilitique n'a pas de caractère pathognomonique, cependant il en est un qui est assez caractéristique pour permettre de faire le diagnostic dans la majorité des cas. Ce caractère c'est le bourbillon.

D'autres lésions, le furoncle, l'anthrax éliminent un bourbillon, mais il est tout différent du bourbillon filamenteux tenant de la gomme syphilitique. Quelquefois, cependant, ce bourbillon peut être crémeux, semi-liquide, d'autres fois, il a presque disparu au moment de l'examen et il faut alors en rechercher les restes dans les anfractuosités de l'ulcère.

Un autre caractère important de la gomme, c'est l'évolution en quatre actes ; il est peu de tumeurs qui, dures au début et indolentes, se ramollissent, se vident, s'ulcèrent et présentent cette cicatrice particulière.

Nous ne pouvons guère signaler que la gomme scrofuleuse qui soit dans ce cas. Toutes les autres affections qu'on pourrait confondre avec les gommes syphilitiques manquent de quelques-uns de ces stades de développement.

Le diagnostic différentiel doit être fait pour la gomme à l'état de tumeur dure, ramollie, à l'état d'ulcère, à l'état de cicatrice.

La cicatrice est, avons-nous vu, circulaire, pigmentée, lisse ou un peu froncée ; elle est moins lisse et moins superficielle que celle de l'ecthyma syphilitique ; on pourra, en général, la reconnaître par la régularité des contours, par la pigmentation périphérique, et la distinguer des cicatrices, des brûlures de furoncle qui leur ressemblent souvent.

L'ulcère variqueux peut quelquefois se confondre facilement avec l'ulcère gommeux, surtout quand celui-ci a plusieurs fois récidivé sur la cicatrice. Mais l'ulcère variqueux a les bords plus amincis, plus violacés, leur contour est irrégulier et n'est pas formé d'arcs de cercle qui se coupent. Enfin il n'a pas été précédé d'une tumeur et dure généralement depuis longtemps, tandis que l'ulcère gommeux s'est souvent formé en très peu de temps.

A l'état de tumeur, la gomme sous-cutanée peut ressembler à presque toutes les tumeurs de la peau et les erreurs commises par les chirurgiens les plus éminents sont innombrables. Ce sont des néoplasmes bénins qu'on a obstinément traités par l'iodure de potassium ou des gommes qu'on a extirpées. Langenbeck, dans le Congrès des chirurgiens allemands, en 1880, raconte plusieurs faits de ce genre qui lui sont arrivés.

Mais la tumeur qui peut le plus facilement donner le change, c'est le *fibro-lipome sous-cutané*. Ce sont de petites tumeurs disséminées qui donnent tout à fait la sensation d'une olive insérée sous la peau. Aussi d'après leurs caractères objectifs est-il le plus souvent impossible de les distinguer des gommes crues. Citons le cas d'une femme syphilitique qui portait aux membres supérieurs dix-huit de ces fibro-lipomes que Ricord et Demarquay tentèrent vainement de guérir à l'aide du traitement spécifique. Remarquons cependant que les fibro-lipomes sont en général plus nombreux que les gommes; on en observe douze à quinze à la fois, elles sont souvent symétriques et ont une durée indéfinie. Ce ne sont pas des tumeurs à évolution.

Les *kystes sébacés*, les loupes du cuir chevelu débutent dans la peau, mais peuvent gagner plus tard le tissu cellulaire sous-cutané. Mobiles, indolents pendant longtemps, beaucoup plus longtemps même que les gommes, ces kystes peuvent s'enflammer, se ramollir, ce qui ajoute encore à leur ressemblance avec les gommes.

M. Fournier cite l'histoire d'un jeune homme syphilitique qui portait à la région dorsale supérieure une tumeur qui offrait le volume de la moitié d'une pêche.

On la prit pour une gomme ; on fit le traitement par l'iodure de potassium : la tumeur ne se modifia pas ; on l'incisa et il en sortit un bloc de graisse concrétée comme un morceau de suif.

Saint-Arroman cite dans sa thèse un cas inverse. C'est une femme qui portait au front une tumeur de la grosseur d'une demi-orange. N'étant pas assez riche pour se faire opérer en ville, elle entra à l'hôpital, dans le service de Nélaton, qui pensa à la syphilis et la guérit par l'iodure de potassium.

Le cancer peut être confondu avec la gomme crue ou avec la gomme ulcérée. Sur la peau, c'est surtout avec la gomme crue et principalement au sein qué la confusion est facile ; elle a été faite bien des fois par les hommes les plus distingués. M. Richet, par exemple, avait diagnostiqué un cancer du sein chez une femme qui entrait à l'Hôtel-Dieu et qui niait tout antécédent syphilitique ; il se disposait à l'opérer quand, en examinant la malade de la tête aux pieds, il découvrit à la jambe une petite tumeur sous-cutanée dont la malade ignorait l'existence. Le cancer multiple étant fort rare, M. Richet pensa à une gomme, administra l'iodure de potassium et la tumeur du sein guérit.

Le cancer est généralement unique, c'est une tumeur volumineuse dure, bosselée, adhérente de bonne heure à la peau ; elle est souvent le siège de douleurs lancinantes. Enfin on doit tenir compte de l'âge du malade et de ses antécédents possibles d'hérédité cancéreuse.

Quant au diagnostic entre l'*ulcère gommeux* et *le cancer ulcéré*, c'est une difficulté qui ne peut guère se présenter qu'à la verge et à la face, rarement au sein. On remarquera que les ganglions, indemnes dans la gomme, sont presque toujours envahis dans le cancer ulcéré, que le cancer est plus bourgeonnant, plus saillant que l'ulcère gommeux et que même les cancers ulcéreux atrophiques formant des ulcères creux ont des adhérences plus profondes et plus étendues que la gomme. Enfin un dernier signe sur lequel le professeur Fournier a souvent appelé notre attention, le cancer saigne dès qu'on le touche, la gomme ne saigne que difficilement.

Un certain nombre d'affections peuvent simuler jusqu'à un certain point l'évolution des gommes sous-cutanées.

Le *bubon chancreux* présente la première période de la gomme, celle où la tumeur est dure, mobile, indolente, c'est dès le début une tumeur phlegmasique, mais plus tard il y a une grande similitude d'évolution, le bubon se perfore, l'ouverture, d'abord étroite, s'ulcère, s'étend, et peut devenir phagédénique. Mais le bubon symptomatique de chancre mou, quand il n'est qu'inflammatoire évolue comme une adénite ordinaire et n'a pas de tendance à l'ulcération ; quand il est chancreux, l'ulcération n'a pas la régularité de l'ulcère gommeux, il n'y a pas de bourbillon, il n'y a que du pus. Son évolution est beaucoup plus rapide. Enfin l'inoculation sur le malade lui-même montrera de suite s'il s'agit d'un chancre simple ou d'une lésion syphilitique.

Les *gommes scrofuleuses*, sur lesquelles M. Besnier a dans ces dernières années appelé l'attention, présentent à toutes les périodes de telles ressemblances avec les gommes syphilitiques, que le diagnostic dans bien des cas reste en suspens et que ce n'est que par la pierre de touche, c'est-à-dire par le traitement, qu'on peut le fixer. — Les gommes scrofuleuses débutent par des tumeurs sous-cutanées, dures, mobiles, indolentes, qui se ramollissent, adhèrent au derme, se perforent, s'ulcèrent, donnent issue à un bourbillon et peuvent rester ulcéreuses plus ou moins longtemps. La gomme scrofuleuse évolue généralement plus vite que la gomme syphilitique, mais la marche de celle-ci est si variable qu'on ne peut vraiment pas fonder son diagnostic sur ce caractère-là. Tout ce que l'on peut dire, c'est qu'après leur ouverture, leur fond est plus blafard, plus irrégulier, formant souvent des clapiers, des anfractuosités profondes, les bords en sont décollés à contours irréguliers présentant des prolongements, des enfoncements entourés d'une zone plus violacée et moins brune que l'ulcère gommeux. La recherche des bacilles ne sera pas d'un très grand secours, car ils existent certainement dans la gomme scrofulo-tuberculeuse, mais en très petit nombre, et dans un travail récent, Pellizari a constaté que sur une cinquantaine de préparations on ne trouvait que trois ou quatre bacilles.

Nous signalerons, mais seulement en peu de mots, le diagnostic de la gomme avec le furoncle, l'anthrax, l'hidrosadénite. Ces affections sont franchement phlegmoneuses, très douloureuses dès le début, aboutissant rapidement à la suppuration.

L'*hydrosadénite* se développe en certains sièges de prédilection et forme une tumeur sphérique du volume d'une noisette adhérente à la peau. Disons que Bazin considérait la gomme syphilitique comme une hydrosadénite.

Le *furoncle* est une tumeur intra-cutanée, rouge, dure, acuminée, très douloureuse, mais le bourbillon est rejeté avec le pus, n'est pas adhérent, mis à découvert par l'ulcération de l'ouverture.

L'*anthrax* se fait surtout remarquer par l'inflammation périphérique intense et la réaction générale qui l'accompagne et les douleurs violentes, par son siège de prédilection, la nuque ou le dos, sa marche rapide et les décollements cutanés que produisent les ouvertures multiples. Certaines gommes agminées de la fesse, par exemple, peuvent produire des lésions très analogues à celles de l'anthrax, mais sans jamais s'accompagner de la même réaction douloureuse et inflammatoire.

Mentionnons encore le *farcin chronique*, comme pouvant donner lieu à des accidents analogues aux gommes, mais les abcès farcineux sont généralement beaucoup plus volumineux que les gommes, ils contiennent du pus et quelquefois du sang, enfin le farcin chronique, contrairement au farcin aigu et à la syphilis, ne présente presque pas d'éruption cutanée.

CHAPITRE VIII.

TRAITEMENT.

« *Avant d'indiquer ce qu'il faut faire contre les gommes*, dit le professeur Fournier, *commençons, et cela peut ne pas être inutile, par dire ce qu'il ne faut pas faire.* »

Cette recommandation est toujours bonne à rappeler.

Il ne faut jamais extirper une gomme, puisque ce n'est pas une tumeur maligne envahissante ou à durée indéfinie.

Il ne faut jamais ouvrir une gomme par le caustique ou par le bistouri, si fluctuante qu'elle puisse paraître, parce que même à cette période on peut espérer la résolution sous l'influence d'un traitement bien dirigé et l'on a vu de vastes tumeurs se résoudre comme par enchantement.

Il y a cependant à cette règle quelques exceptions,

c'est le cas où une gomme volumineuse, fluctuante, risque d'amener des accidents graves en comprimant les organes voisins, le larynx ou la trachée, par exemple; dans ce cas il peut être utile de l'ouvrir pour diminuer la compression.

Voyons maintenant *ce qu'il faut faire* : La base du traitement est l'iodure de potassium.

C'est Biett qui, le premier, en 1821, employa l'iode contre les accidents tardifs de la syphilis sous forme d'iodure de mercure, mais l'emploi de l'iodure de potassium date surtout de 1832. Depuis cette époque le médicament a été vivement attaqué, mais malgré tout il est resté un *spécifique* vraiment merveilleux *contre les accidents tertiaires* de la syphilis.

Il est bon de commencer par une dose faible, 1 gramme par jour, pour tâter la susceptibilité du malade, mais on peut l'élever rapidement à 3 ou 4 grammes et même plus si les accidents sont graves et nécessitent une intervention rapide. Dans ces cas on a pu aller jusqu'à 6 et 8 grammes et même 10 grammes par jour.

En général le mercure n'est pas nécessaire, mais dans les formes précoces, graves ou rebelles, il est généralement utile et notre maître, M. le professeur Fournier, associe généralement à l'iodure de potassium une pilule de protoiodure dans les premiers temps du traitement.

Si des accidents d'iodisme grave surviennent il faut diminuer la dose et surtout interrompre l'administration du traitement pendant quelques jours pour le reprendre après. En général il n'y a pas à s'inquiéter de l'acné iodique, à moins qu'il ne soit très intense, mais quelquefois l'iode peut causer des douleurs gingivales très vives, un agacement de dents insupportable, et M. le professeur Fournier nous a récemment montré un cas dans son service. D'autres fois ce sont des accidents de catarrhe nasal ou laryngo-trachéal qui obligent à interrompre l'administration de l'iodure de potassium.

Dans ces cas, on a proposé l'emploi de l'iodure de sodium (Gamberini), de l'iodure d'ammonium, de l'iodure de calcium (Vénot). Ces médicaments pourraient être quelquefois mieux supportés que l'iodure de potassium, et dans ces cas pourraient rendre quelques services.

Dans le cas de syphilis grave, il est nécessaire de s'occuper de l'état général du malade en même temps que de la syphilis, quand le malade est profondément cachectisé soit par la syphilis; soit par la misère physiologique, M. Fournier administre le café à haute dose et obtient par ce moyen des résultats remarquables.

Enfin, quand la vérole est aggravée par une diathèse, il faut agir sur cette diathèse, cause de cette débilitatation. On donnera donc du sulfate de quinine aux paludiques. On soumettra les diabétiques au régime alcalin et azoté, et l'on pourra de la sorte voir les accidents graves céder rapidement au traitement iodique auquel ils avaient été réfractaires auparavant.

Tant que les gommes ne sont pas ouvertes, le traitement local est inutile; on a employé de diverses sortes, frictions mercurielles, pommade iodée ou iodurée, badigeonnage de teinture d'iode, vésicatoire, etc. Peut-être ces moyens ont-ils une action résolutive? En tous cas, il est difficile d'être fixé sur l'utilité de ces moyens qui ne sont jamais employés seuls.

Quand la gomme est ouverte, alors un traitement local devient une nécessité. Il consiste en trois choses :

1° Saupoudrer l'ulcère de poudre d'iodoforme surtout quand il y a tendance au phagédénisme.

2° Protéger l'ulcère contre le contact de l'air par un

pansement occlusif à la Chassaignac, avec des bandelettes imbibées d'emplâtre de Vigo.

3° Faire prendre au malade des bains tièdes, fréquents tous les jours ou tous les deux jours suivant l'intensité et l'extension de la réaction inflammatoire.

Enfin comme traitement adjuvant, il sera souvent bon de donner aux malades anémiques du fer, surtout sous forme d'iodure de fer, et dans le cas de gomme des extrémités inférieures, d'obliger le malade au repos le plus complet au lit, absolument comme pour un ulcère de jambe.

Une fois la gomme guérie, il ne faut pas cesser brusquement le traitement, il faut encore administrer l'iodure pendant quelque temps pour prévenir les récidives *in situ*, récidives dont nous avons vu des exemples; il faut le donner encore pendant quelques mois, avec des intermissions de plus en plus longues, et même après ces précautions tardives on n'est pas à l'abri de nouvelles manifestations précoces ou tardives, car on guérit les gommes et on ne guérit pas la syphilis.

Observation I.

Ulcérations gommeuses de la jambe droite ; quatre récidives.
(Obs. communiquée par le professeur Fournier.)

R... (Louise), blanchisseuse, âgée de 51 ans, entre pour la première fois, le 13 janvier 1874, dans le service de M. Fournier, à Lourcine, salle Saint-Louis, n° 34.

Cette femme a contracté, en 1849, un chancre infectant pour lequel elle fut soignée à Lourcine, dans le service de M. Cullerier.

En 1860, elle eut une éruption de gommes aux cuisses et aux avant-bras; elle fut soignée à Lourcine, dans le service de M. Richet, par l'iodure de potassium.

En 1861, accidents cérébraux, vertiges, céphalée, puis hémiplégie gauche atteignant la face, guérison graduelle sans traitement spécifique.

A son entrée, on trouve sur la jambe droite dix-huit ulcérations gommeuses dont les plus grandes atteignent la dimension d'une pièce de 20 francs, avec un œdème considérable de la jambe.

En différents points du corps on trouve des cicatrices d'anciennes gommes.

L'hémiplégie n'a pas encore entièrement disparu.

Elle sort le 30 mars, les ulcérations étant guéries et l'hémipiégie elle-même étant un peu améliorée.

Elle rentre le 14 juillet 1874 avec des ulcérations gommeuses couvrant la jambe droite, mais n'entamant guère que le derme.

Sortie le 17 août, elle rentre le 20 octobre de la même année avec de nouvelles lésions à la jambe droite.

Deux petites gommes au-dessous de la malléole interne.

Une gomme plus volumineuse et plus profonde au niveau même de la malléole.

Sept gommes ulcérées au-dessus de la malléole situées à peu près sur le trajet de la saphène interne.

Œdème de toute la jambe.

Sortie le 14 décembre 1874, elle rentre le 13 avril 1875.

Nouvelles ulcérations, sur les anciennes cicatrices, circulaires creusées à pic, de profondeur variable.

Jusqu'à ce moment, on avait vainement cherché des varices superficielles, mais à la quatrième entrée on trouve des varices superficielles qui s'expliquent suffisamment par le métier de blanchisseuse qu'exerce la malade. Il est probable que dès le début des varices profondes étaient la cause de l'œdème considérable de la jambe.

Observation II.

Syphilis ignorée. — Gomme en nappe de la partie inférieure de la jambe droite, diagnostiquée gomme scrofuleuse et guérie par l'iodure de potassium. (Observ. communiquée par le professeur Fournier.)

La nommée V... (Madeleine), âgée de 48 ans, couturière,

entrée le 14 juillet 1879, à l'hôpital Saint-Louis, salle Saint-Thomas, dans le service de M. Fournier.

Pas d'antécédent signalé.

Cette femme, mariée depuis quatorze ans, a eu quatre enfants, elle accuse de plus une fausse couche à sept mois.

Deux enfants sont morts, l'un à sept ans (du carreau sans doute), l'autre à 18 mois.

Des deux enfants qui lui restent, l'une a 22 ans et l'autre 25 ans. Cette dernière serait atteinte d'une bronchite depuis cinq ans. Règles irrégulières depuis quelques mois, métrorrhagie depuis un mois.

La malade semble vouloir faire remonter le début de son affection actuelle à dix mois, mais si l'on serre de plus près les questions, on voit bientôt que ce n'est que plus de trois semaines après qu'apparaît la tumeur qui a donné lieu ensuite à l'ulcération dont nous parlerons.

Il y a dix mois, en effet, la malade ne se plaignait que d'une tuméfaction assez considérable qui n'était apparente que le soir après les travaux de la journée et disparaissait dans la nuit par le repos. A la consultation de Saint-Louis, on lui ordonna des bains sulfureux et des badigeonnages à la teinture d'iode. Ce ne fut que plus de trois semaines après que la partie inférieure de la jambe droite se tuméfia davantage, puis l'on vit apparaître une tumeur molle qui grossit, s'ulcéra à son sommet et donna issue à du sang seulement.

Une ulcération assez grande se développa ensuite en ce point et pour la guérir la malade usa de tous les moyens, même du pansement avec le diachylon sous lequel il ne se fit qu'une cicatrisation incomplète.

Etat actuel. Il existe à la partie inférieure de la jambe droite, surtout à la face intérieure et à la face postérieure une tuméfaction et un empâtement de consistance mollasse.

En examinant ces régions, nous trouvons plusieurs petites ulcérations à bords nets arrondis, taillés à pic et conduisant à un fond ulcéré grisâtre d'où s'écoule un liquide absolument séreux.

La première, de la largeur d'une pièce de cinquante centimes comme les autres siège sur la face interne à trois travers de doigt au-dessus de l'articulation tibio-tarsienne ; la seconde, en arrière et un peu en dehors de la ligne médiane. En dedans et au-dessous de cette petite ulcération se trouve une petite perforation communiquant avec elle sous un pont de peau amincie.

Il existe aussi au voisinage de ce dernier un petit pertuis qui, au moment de l'entrée de la malade, donnait issue à une gouttelette de liquide transparent.

Enfin, en dedans et au-dessous de la première ulcération se trouvait deux petites tumeurs fluctuantes, grosses chacune comme un pois.

Les bords de l'ulcération ne paraissaient pas décollés au premier abord, mais cependant on pouvait passer un stylet dessous dans une assez grande étendue.

13 janvier. En examinant la malade, on reconnaît que la tuméfaction a diminué, mais que la rougeur périphérique et les autres caractères ont persisté.

Malgré les bords arrondis et taillés à pic et le fond ulcéré grisâtre des pertes de substance que nous avons signalées, vu : 1° l'aspect général de la région malade; 2° les bords décollés de l'ulcération ; 3° la durée de l'affection ; 4° les antécédents de la malade, on conclut alors à l'existence d'une gomme scrofuleuse en nappe (empâtement de toute la région avec sensation d'une hyperplasie sous-cutanée), gomme de la partie inférieure de la jambe contournant le tendon d'Achille et ouverte en plusieurs endroits.

Le 21. Pas de traitement général. Comme traitement local, jusqu'à ce jour on fit simplement du badigeonnage à la teinture d'iode et on ordonna le repos le plus complet. Il y eut une assez grande amélioration, les ulcérations tendaient à se rétrécir, la tuméfaction avait diminué et quoique la peau à la périphérie fût presque normale il restait toujours un empâtement notable.

En pressant à la périphérie de l'ulcération postérieure, on fit tout à coup sourdre de dessous les bords *un bourbillon purulent*. La vue de ce bourbillon purulent fit un peu revenir sur le diagnostic et on essaya l'iodure de potassium qui semble avoir fait justice du premier diagnostic.

1er février. On constatait que la cicatrisation s'achevait rapidement et que l'engorgement disparaissait comme par enchantement.

Le 7. La malade était complètement guérie et pouvait aller au Vésinet.

Exéat.

Observation III.

Syphilis de date ignorée, probablement 20 ans. — Polynatalité. — Polyléthalité. — Douleurs ostéocopes. — Exostoses. — Gommes des jambes. — Œdème, inflammation. — Guérison. (Communiquée par M. le professeur Fournier.)

La nommée Nicolet, âgée de 49 ans, blanchisseuse, entrée le 10 janvier 1880, salle Saint-Thomas, à l'hôpital Saint-Louis, dans le service de M. le professeur Fournier.

D'une bonne santé habituelle, cette femme n'accuse aucun antédent héréditaire (?).

Elle a été réglée à 18 ans, mais les règles se sont établies difficilement ; elle semble avoir eu à cette époque des symptômes d'hystéricisme et de chlorose qui disparaissent au moment de la première grossesse.

A l'âge de 20 ans, *premier accouchement* d'un enfant né à terme, mais qui mourut à l'âge de 4 ans.

2e *Grossesse.* Accouchement à trois mois d'un enfant mort depuis six semaines.

3e *Grossesse* (deux ans après la première). Nouvel accouchement à huit mois, l'enfant ne vécut que deux jours.

4e *Grossesse* (1865). Accouchement à terme. L'enfant mourut à l'âge de 9 mois ; ses pieds et ses cuisses étaient couverts de boutons.

En résumé aucun enfant existant.

Le père de ces enfants est mort alcoolique à l'âge de 42 ans, il y a environ dix ans, mais séparé de sa femme depuis quatre ans.

En 1869, nouveau mariage, mais depuis cette époque aucune grossesse.

Il y a environ vingt ans que les premiers symptômes de la syphilis ont commencé à se montrer (l'accident primitif ayant comme très souvent passé inaperçu).

A cette éqopue la malade eut pendant trois à quatre ans des

maux de gorge continuels et répétés avec enrouement, mais la malade n'aurait jamais eu ni boutons sur la langue, ni taches sur le corps, ni croûtes dans les cheveux. Pas d'alopécie.

Cinq ans après, elle fut prise de douleurs vagues dans les membres sans siège fixe, qui disparurent après plusieurs années(?) pour reparaître il y a trois ans dans les tibias et surtout au niveau des genoux. Ces douleurs avaient des allures extrêmement capricieuses d'une durée très variable (quelquefois cinq, six jours, d'autres fois moins longtemps), étaient surtout violentes la nuit, empêchant tout sommeil et arrachant même des cris à la malade.

Jamais de traitement spécifique, du reste la syphilis est ignorée.

Il y a un an une tumeur apparût au-dessous du condyle interne du tibia droit et vers cette époque disparurent les douleurs dont nous avons parlé.

Au mois de décembre 1879 se montre une nouvelle tumeur à la partie moyenne et antérieure de la jambe gauche.

Il y a quinze jours environ parut sur la jambe droite une autre tumeur à côté et un peu plus sur la ligne médiane que la première signalée de ce côté.

Cette tumeur, qui avait paru la dernière, a évolué le plus rapidement puisque depuis huit jours elle s'est ulcérée, pu ouverte. Elle forme aujourd'hui une ulcération arrondie à fond anfractueux jaunâtre, caverneux, à bords saillants (véritable aspect de la gomme suppurée).

L'autre gomme droite semble en voie de suppuration, elle est violacée et un peu fluctuante au centre, et entourée d'une auréole rouge avec induration et empâtement. Élancements, mais pas de fièvre.

Un œdème s'étend au loin sur toute la jambe en ces points, les veines sont très développées.

Depuis lors la malade ressent des douleurs très vives au niveau du condyle interne [du fémur gauche, qui est hypertrophié. (Hyperostose de l'extrémité articulaire.) Emplâtre de Vigo, fer, vin de gentiane. Iodure de potassium, 3 gr.

27 janvier. Les deux gommes situées sur la jambe droite présentent une ouverture arrondie à bords saillants, taillés à pic, etc.

4 février. Depuis trois ours la malade à des accidents no-

tables consistant en sensations d'épuisement, d'anéantissement. Dans ces derniers jours, elle a été prise d'accès de vertige qui depuis ce matin sont continus ; la malade est forcée de rester au lit les yeux fermés, la tête ensevelie sous son oreiller.

Fourmillements dans les membres supérieurs, nulle part de paralysie ni de troubles de la sensibilité. Pas de fièvre, 36,9. Pas de céphalalgie. Pupilles égales. Pouls égal, lent et régulier.

Le 15. La gomme gauche s'est résorbée peu à peu, les autres se cicatrisent.

Le 21. La malade a retourné chez elle, où elle continuera à se traiter.

Observation IV.

Syphilis huit ans environ. — Céphalée. — Douleurs ostéocopes et périostoses tibiales. — Gomme gangreneuse de l'épaule. — Cachexie syphilitique. (Communiquée par M. le professeur Fournier.)

La nommée Marguerite B..., âgée de 33 ans, lingère, entrée le 20 mai 1800, salle Saint-Thomas, dans le service de M. le professeur Fournier, à Saint-Louis.

Antécédents scrofuleux. Constitution délicate.

Périostite du fémur à l'âge de 8 ans. A 9 ans, abcès froid à l'épaule.

La malade a été réglée à l'âge de 16 ans, mais la menstruation, quoique régulière, ne dure jamais qu'un jour.

Pas de leucorrhée.

A l'âge de 23 ans, elle fit une fausse couche à un mois, depuis ce temps pas de grossesse. La malade n'a gardé aucun souvenir de l'accident primitif (chancre), mais elle raconte qu'il y a huit ans environ elle perdit presque tous les cheveux. Elle avait alors depuis deux ans, dans la région temporale, des douleurs névralgiques qui empêchaient tout sommeil, et cela quelquefois pendant huit jours consécutifs.

Ces névralgies durèrent deux ans encore, puis disparurent d'elles-mêmes.

L'état général de la malade est devenu très mauvais dans le courant de cette dernière année, elle a eu des gastralgies, des vomissements, des points de côté, de très grandes fatigues. Enfin, des douleurs très vives se sont fait sentir dans la jambe droite.

Ces douleurs sont extrêmement violentes, la malade raconte « *que c'est comme si on lui tordait, comme si on lui arrachait les os.* » Elles sont plus fortes la nuit que le jour et empèchent tout sommeil. (Vraies douleurs ostéocopes.)

Le tibia tout entier est le siège d'une périostite intense très douloureuse. Il est sensible à la moindre pression, et cette affection a déjà produit vers la partie moyenne une tuméfaction très considérable. (Périostose très nette.)

La malade n'a pas de fièvre, mais elle est épuisée par la douleur, par le manque de repos, elle est pâle, maigre, sans force, *cachectique.*

Elle a beaucoup maigri, même depuis un an, et n'a aucun appétit.

Il y a trois mois parut dans la région de l'omoplate gauche une gomme sous-cutanée et, six semaines après, une croûte noire se forme à la surface.

En même temps la tumeur se ramollit, puis la croûte se soulève et donne lieu à un écoulement abondant de pus épais, j unâtre et fétide.

Aujourd'hui la croûte a complètement disparu et nous nous trouvons en présence d'une ulcération large occupant une assez grande surface, à bords taillés à pic et recouverte non seulement par le bourbillon, mais encore par la peau sphacélée.

(Pièce moulée.) Gomme gangréneuse de l'épaule.

Observation V (personnelle).

Syphilis datant de quatorze ans traitée à l'hôpital du Midi (accident primitif). — Gomme de la peau et gomme sous-cutanée. — Guérison.

Le nommé Ha... (Baptiste), âgé de 40 ans, garçon boulanger, entré à l'hôpital Saint-Louis, salle Saint-Louis, dans le service de M. le professeur Fournier, le 13 mars 1882.

Pas de maladie antérieure, mais alcoolisme très net. (Deux litres de vin par jour et plus. Café et eau-de-vie à tous les repas.)

La syphilis date de quatorze ans, l'accident primitif semble avoir été méconnu par le malade, cependant, à cette époque, il entra à l'hôpital du Midi, où il fit un séjour d'un mois.

Depuis cette époque, accidents secondaires très marqués et bien signalés.

Roséole, chute de cheveux, mais aucun traitement spécifique après sa sortie de l'hôpital du Midi, où il ne prit d'ailleurs que des pilules.

Nous trouvons sur les jambes des cicatrices très nettes et très marquées. Interrogé sur leur origine, la malade nous répond qu'elles ne sont que les traces de l'ulcération de certaines petites tumeurs de la grosseur d'une petite noisette qui se sont montrées en ces points il y a environ quatre ans.

Il y a un mois environ le malade vit se former sur la partie inférieure et supérieure de la cuisse des petites tumeurs adhérentes par la partie supérieure à la peau, et mobiles sur les parties profondes. Elles font en quelque sorte corps avec la peau.

Les petites tumeurs forment, dans le point précité, trois ou quatre îlots disposés en triangle, et chaque tumeur est percée à son sommet comme à l'emporte-pièce. A la face postérieure de la cuisse, on trouve trois ou quatre autres îlots dont un seul est ulcéré.

A la face intérieure et inférieure de la jambe droite, un peu au-dessous de l'articulation tibio-tarsienne, nous trouvons une tumeur nettement sous-cutanée du volume d'un œuf de pigeon, mollasse, rouge et douloureux à la palpation.

26 mai. Le malade sort aujourd'hui, complètement guéri (Iodure de potassium, 4 gr.) Rien de particulier. — Résolution, cicatrisation en quelque sorte classique sous l'influence de l'iodure.

Observation VI.

Syphilis ignorée. — Gomme ulcérée de la face interne de la jambe, pas d'autre manifestation. — Guérison. (Communiquée par M. le professeur Fournier.)

La nommée H... (Julie), âgée de 30 ans, couturière, entrée le 15 juillet 1882 à l'hôpital Saint-Louis, salle Henri IV, service de M. le professeur Fournier.

Aucun antécédent héréditaire. Le père et la mère de la malade ont toujours joui d'une bonne santé. Quatre frères et quatre sœurs très bien portants.

Pas d'antécédent personnel scrofuleux.

Mariée depuis douze ans, l'enfant issu de ce mariage est maintenant âgé de 11 ans, n'a jamais été malade.

Pour la première fois, il y a deux mois, la malade vit survenir sur la jambe gauche un bouton douloureux, entouré d'une zone rouge inflammatoire. Ce bouton augmente peu à peu de volume et finit par atteindre les dimensions d'une grosse noix. Ces phénomènes s'accompagnaient d'élancements douloureux qui empêchaient tout sommeil. L'incision de cette tumeur, faite il y a un mois par un médecin de la ville, ne donna issue qu'à quelques gouttes de sang (point de pus). Depuis, la suppuration fut toujours très minime.

État actuel. — 15 juillet. L'ulcération atteint la grandeur d'une pièce de cinquante centimes, orifice arrondi, fond légèrement bourbillonneux jaunâtre.

Depuis un mois la plaie n'a été traitée que par des cataplasmes, et depuis cinq jours pansement avec emplâtre de Vigo.

Amélioration sensible.

En présence des divers caractères de l'ulcération, de son aspect et de sa forme, on n'hésite pas à porter le diagnostic de gomme syphilitique et à rechercher les antécédents de la vérole.

Mais, en dehors de l'accident actuel, on ne trouve rien, soit du côté des téguments, soit du côté du système osseux, qui examiné avec soin sur les membres et sur le tronc, ne présente aucune altération.

Pas d'exostose, pas de céphalée, aucune adénopathie.

La malade dit n'avoir jamais eu aucune tache sur le corps, jamais de maux de tête, elle n'a jamais perdu de cheveux. Enfin, pas de fausse couche.

Son mari, d'après les renseignements qu'elle donne, n'a jamais présenté aucun accident qui puisse faire soupçonner la syphilis.

Hydarthrose du genou gauche, survenue depuis un an, suit cours commun.

On est donc obligé de penser à une *syphilis ignorée*, car la syphilis héréditaire paraît peu probable avec l'absence d'accidents pendant la jeunesse, l'absence de fausse couche, la survivance de tous les frères et sœurs de la malade.

Traitement. Iodure de potassium, 4 grammes. Vésicatoire sur le genou gauche.

Le 25. Ulcération gommeuse presque cicatrisée.

15 aout. La malade quitte l'hôpital guérie.

Observation VII.

Syphilis ignorée. — Gommes sous-cutanées de la jambe droite se résolvant sans traitement et récidivant toujours au même point point avec une gravité croissante. — Enfin, grosse gomme ulcérée adhérente au tibia ; diverses petites gommes sous-cutanées dans le voisinage.

La nommée Royer (Adèle), 48 ans, passementière, entrée à l'hôpital Saint-Louis, le 21 juillet 1883, salle Henri IV, service de M. le professeur Fournier.

Pas d'antécédent héréditaire syphilitique.

Antécédents scrofuleux.

Gourmes dans les cheveux, glandes au cou.

A l'âge de 7 ans variole, et à la suite de cette variole accidents du côté des yeux qui la rendirent presque aveugle pendant deux ans.

Réglée depuis l'âge de 12 ans, ne voit plus que très irrégulièrement depuis un an.

Pas de fausse couche, un seul accouchement. L'enfant mourut à l'âge de 22 mois.

La malade nie absolument tout antécédent syphilitique personnel.

Elle n'a jamais eu de boutons ni aux parties génitales, ni sur le corps; jamais de maux de gorge, ni d'alopécie.

Depuis quatre ou cinq ans la malade souffrait de la jambe droite qui enflait de temps à autre. Elle observait quelquefois la présence de petites tumeurs de la grosseur d'une cerise roulant sous le doigt.

Ces petites tumeurs ne s'ouvraient pas et disparaissaient d'elles-mêmes au bout de quelques jours. Elles étaient tantôt isolées, tantôt au nombre de 4 ou 5, mais siégeaient toujours au niveau de la lésion actuelle et jamais ailleurs que sur la jambe droite.

La malade vit, il y a deux mois, apparaître une tumeur beaucoup plus grosse à l'union du tiers inférieur avec les deux tiers supérieurs de la jambe droite sur la crête du tibia.

Au bout de huit jours, elle s'ulcéra et s'ouvrit; il en sortit une petite quantité de pus, puis la plaie se recouvrit d'une petite croûte noirâtre qui existe encore et de dessous laquelle on fait sourdre du pus par la pression.

Cette croûte est entourée d'un bourrelet épais dur, rouge, qui est lui-même le centre d'une zone inflammatoire assez étendue.

Tous les tissus environnants sont infiltrés et la masse entière semble adhérente à la face interne du tibia.

A la partie interne, un peu en arrière de cette lésion, on sent sous la peau de petites tumeurs qui roulent sous le doigt et qui sont analogues, suivant la malade, à celles qu'elle observait depuis quatre ans de temps en temps.

Traitement. Iodure de potassium, 2 gr.

Observation VIII.

Syphilis datant de dix ans. — Accidents secondaires. — Sept ans sans manifestation. — Accidents tertiaires. — Nappe de gommes agminées de la jambe, fluctuation au centre. — Indolence absolue. — Œdème et rougeur de toute la jambe. (Communiquée par M. le professeur Fournier.)

B... (Marie-Madeleine), âgée de 49 ans, blanchisseuse, entrée en 1883 dans le service de M. Fournier, à Saint-Louis, salle Henri IV, n° 35.

Chancre induré du menton il y a dix ans, suivi d'accidents secondaires pendant trois ans.

A son entrée, cicatrices de syphilide ulcéreuse au niveau du pariétal gauche; en cette région il y a encore de la douleur, mais on ne sent plus d'hyperostose.

La jambe droite présente au niveau du mollet une tumeur large comme la paume de la main, violacée, bosselée à sa surface, fluctuante en divers points, adhérente à la peau, indolente, mais causant quelques douleurs quand la malade marche. La périphérie de la tumeur est empâtée, résistante; toute la face interne du mollet est un peu œdémateuse, indurée. On trouve dans l'aine droite quelques petits ganglions un peu douloureux et tuméfiés.

État général médiocre, fatigue, bronchite.

Traitement. Iodure de potassium, bains.

Observation IX.

Syphilis, six mois. — Diverses manifestations secondaires encore en évolution. — Syphilides papulo-érosives vulvaires. — Plaques gommeuses du derme. (Communiquée par M. Dubreuilh, interne du service, auquel nous sommes très heureux d'adresser nos remerciements pour les observations qu'il nous a communiquées.)

La nommée R... (Reine), âgée de 16 ans, fleuriste, entrée le 5 janvier, salle Henri IV, hôpital Saint-Louis, service de M. le professeur Fournier.

Scrofule dans l'enfance, gourmes.

Réglée à 15 ans. Premier coït au mois de juillet; une semaine après, ulcération à gauche. Ganglions volumineux.

Pas de céphalalgie, pas d'angine et pas de roséole perçue par la malade.

Depuis huit jours, croûtes dans les cheveux. Pas de traitement.

A la vulve, nous trouvons des syphilides vulvaires et périvulvaires. Syphilides papulo-érosives et papulo-hypertrophiques surtout marquées à gauche.

Ganglions inguinaux très marqués des deux côtés, surtout à gauche.

Dans la partie postérienre des deux mollets, on sent une plaque dure sous-cutanée, mais adhérente à la peau et mobile sur les parties profondes, résistante et formée par la confluence de plusieurs noyaux, du volume d'une noisette, mal délimitée.

Aux deux jambes, surtout à gauche, tumeurs disséminées à la partie inférieure; à chacune d'elles correspond une couleur légèrement violacée de la peau.

Les tumeurs offrent à peu près le volume d'une noisette, autant qu'on peut en juger, car il y a en même temps sensation d'empâtement diffus.

Enfin notons, en terminant cet examen, une syphilide pigmentaire du cou.

Traitement. Iodure de potassium, 3 gr. ; 1 pilule de protoiodure.

16 janvier. Les nodosités sous-cutanées et les plaques d'induration diffuse des jambes ont diminué de volume.

Les plaques surtout sont moins dures et moins épaisses qu'à son entrée.

Le 31. Les plaques et nodosités des jambes ont totalement disparu, laissant des taches cicatricielles plus ou moins pigmentées.

Syphilides vulvaires disparues, guéries.

Observation X.

Syphilis ignorée chez fille vierge de 15 ans. — Plaques d'induration gommeuse de la peau des jambes, les unes suppurant, d'autres disparaissant spontanément. — Pas d'autre manifestation. — Guérison par l'iodure de potassium. (Communiquée par M. Dubreuilh, interne du service.)

La nommée B... (Elisa), âgée de 15 ans, bâtisseuse de chaussures, entrée le 2 janvier, salle Henri IV, hôpital Saint-Louis, service du professeur Fournier.

Pas d'antécédent héréditaire syphilitique ; la mère a eu, après la naissance de la malade, deux fausses couches et un enfant qui est mort à l'âge de 2 ans.

Jamais d'autre accident spécifique que les tumeurs des jambes, qui ont paru pour la première fois il y a trois ans.

Depuis trois ans elle a eu constamment des tumeurs aux jambes, dont trois se sont ouvertes la première année au bout d'un mois. Les autres ont disparu après une durée de deux mois.

Celles qui se sont ouvertes ont donné issue à une matière gommeuse et filante et ont laissé une cicatrice un peu déprimée et légèrement pigmentée.

Dans la peau des jambes, on trouve un certain nombre de nodosités du volume d'un gros pois à celui d'une noisette. Leurs limites ne sont pas nettement définies.

On en compte 14 à la jambe gauche, 8 ou 10 à la jambe droite. A leur niveau, la peau est pigmentée quand par la pression on efface la rougeur. Deux commencent à se ramollir. Les plus grosses datent d'environ un mois, lee plus petites sont plus récentes.

Du reste, toutes ces tumeurs ont commencé par de petites nodosités arrondies.

Au dire de la malade, ces tumeurs viennent au commencement de l'hiver pour disparaître toutes à la fois et brusquement au commencement de l'été, en même temps que la jambe devient le siège d'une induration diffuse.

Toutes ces tumeurs sont indolentes spontanément, mais douloureuses à la pression, surtout lorsqu'elles sont enflammées.

En divers points de la jambe et des pieds, surtout sur le bord interne et externe des pieds, on sent quelques petites nodosités situées dans l'épaisseur de la peau, du volume d'un grain de millet et dounant la sensation d'un grain de plomb enchâssé dans la peau.

On trouve en outre, sur les jambes, de nombreuses cicatrices noires pigmentées provenant probablement d'anciennes gommes.

On ne trouve de ces tumeurs en aucun point du corps.

Rien à la peau du tronc ni des membres.

Rien à la vulve dont l'hymen est intact.

Légère rétraction de l'aponévrose palmaire.

Flexion du petit doigt surtout à droite.

L'affection a débuté il y a trois ans et paraît depuis augmenter.

Les mains sont bouffies et facilement cyanosées.

Dents parfaitement normales.

Figure un peu strumeuse.

Traitement. Iodure de potassium, 2 gr. ; bains sulfureux.

10 janvier. Les tumeurs des jambes paraissent diminuer, et particulièrement les deux grosses tumeurs qui sont à la face postérieure de la jambe gauche et qui commençaient à se ramollir : elles ont diminué de volume et paraissent moins ramollies.

Le 27. Les tumeurs des jambes continuent à diminuer de volume, quoique lentement ; elles sont aussi moins douloureuses.

10 février. Les tumeurs ont presque toutes disparu, laissant une cicatrice pigmentée sur la peau, quoiqu'elles ne se soient pas ouvertes.

Les plus grosses persistent encore sous forme d'une petite plaque d'induration.

Exeat le 10 février.

Observation XI.

Syphilis ignorée. — Gommes ulcérées du scrotum. — Lymphadénome du cou. (Communiquée par M. Dubreuilh, interne du service.)

Le nommé Nabime (Adonis), garçon marchand de vins, 32 ans, entré le 6 février 1884, service du professeur Fournier, hôpital Saint-Louis, salle Saint-Louis. Pas d'antécédent héréditaire. Le père est mort d'accident, et n'a jamais eu aucune affection cutanée.

La mère n'a jamais été malade ; quatre enfants très bien portants.

Antécédent personnel. Adénite cervicale dans l'enfance. (Les enfants en ont aussi.) Pas de gourme.

Jamais d'affection cutanée.

Un peu d'alcoolisme.

Attaque de rhumatisme à 5 ans. Depuis, plusieurs fois a ressenti des douleurs dans les articulations.

Blennorrhagie il y a quinze ans, qui guérit spontanément.

L'accident primitif a passé inaperçu, et le malade dit n'avoir jamais eu ni maux de gorge ni céphalée. Il n'a jamais perdu ses cheveux. Aucune affection cutanée.

Il y a six ans parut, à la suite de l'ablation d'une dent cariée du maxillaire inférieur gauche, une petite tumeur dans la région sous-maxillaire du même côté. Cette tumeur, indolente au début, augmente graduellement de volume. Au bout de quatre ans, elle avait la grosseur d'un œuf de pigeon. Pas de modification de couleur à la peau. En 1881, un médecin de Villers-Cotterets lui enlève cette tumeur, qu'il a conservée; on voit encore la cicatrice de l'incision qui fut faite.

Trois mois après, il repoussait une tumeur nouvelle au même point, qui grossit progressivement sans amener aucune douleur au début; cette tumeur s'est ramollie depuis cinq semaines.

Depuis un mois ont apparu, au-dessous et du côté gauche du cou, deux petites tumeurs du volume d'une olive : l'une en arrière, sur la partie moyenne du sterno-cléido-mastoïdien ; l'autre en avant de son bord antérieur; toutes deux dures, mobiles et indolentes.

Le malade aurait eu, il y a dix-sept mois, une ulcération (??) au côté droit de la lèvre supérieure, ulcération qui aurait atteint la largeur d'une pièce de 2 francs (??).

Gomme ulcérée de l'épitrochlée gauche.

Il y a deux mois, le malade reconnut, à la partie supérieure du scrotum du côté droit, la présence d'une tumeur, qui se forma sans douleur bien prononcée ou peu de démangeaison, cette tumeur étant alors dure et résistante. Au bout de quinze jours, elle commença à s'ulcérer à son sommet, et l'ouverture, très petite au début, augmenta graduellement, et l'ulcération acquit bientôt l'étendue qu'elle a actuellement, et devint douloureuse.

Etat actuel. — Le malade est un homme vigoureux, aux cheveux grisonnants.

Nous trouvons sur le côté gauche du cou un grand nombre de tumeurs ganglionnaires indolentes, mobiles, dures, isolées ou groupées en avant et en arrière du sterno-mastoïdien, au nombre de six à huit.

L'une d'elles, située sous l'angle de la mâchoire, et grosse comme un œuf de pigeon, molle, presque fluctuante; la peau, à ce niveau, n'est pas rouge.

Outre toutes ces tumeurs faciles à sentir, on constate encore un empâtement sus-claviculaire qui soulève le sterno-mastoïdien.

Le larynx est fortement dévié à droite, le cartilage thyroïde est très saillant.

Petite plaque d'eczéma pilaire, à droite, à la lèvre supérieure.

A l'angle de la mâchoire, du côté droit, se trouve une petite cicatrice due à une ulcération croûteuse qui, constamment grattée, a duré six mois.

Dans la bouche, dents normales, un peu de gingivite. Petite plaque rouge sur la voûte palatine, à la partie antérieure, gorge rouge, sèche. Depuis plusieurs années, il souffre d'angine granuleuse. Nous devons ajouter qu'il fumait beaucoup autrefois, mais moins depuis un an.

Rien sur le corps, pas d'éruption; cependant, au bras gauche, cicatrice de gomme épitrochléenne.

Organes génitaux. — A la partie supérieure et droite du scrotum, on trouve une vaste ulcération anfractueuse profonde, pouvant loger une noix ; elle a une longueur de 6 centimètres sur une largeur de 3 centimètres à la partie inférieure la plus large, elle siège à la partie latérale du scrotum et remonte jusqu'à la racine de la verge.

Le fond est gris-jaunâtre, avec des mamelons rougeâtres volumineux ; il sécrète une sérosité abondante.

Les bords sont durs, rouges, peu saillants, surplombant l'ulcération.

Le pourtour de l'ulcération est le siège d'une rougeur érythémateuse, et tous les tissus qui entourent l'ulcération et en forment la base sont indurés dans une grande étendue, et le cordon spermatique est englobé dans cette masse indurée, où l'on ne le peut distinguer.

Le testicule est sain et bien distinct de la masse indurée.

Quelques petits ganglions dans les deux aines ; l'examen de la tumeur enlevée autrefois montre à l'œil nu une masse blanche homogène assez consistante, du volume d'un œuf de poule.

L'examen microscopique montre la structure normale du ganglion lymphatique avec des cellules lymphoïdes rondes se colorant bien par le carmin, nullement granulo-graisseuses ; on peut donc conclure au lymphadénome.

Examen du sang : globules blancs en nombre normal.

Sous l'influence du traitement spécifique (iodure de potassium), la lésion scrotale diminue rapidement, se cicatrise. La tumeur du cou reste stationnaire.

Le malade est sorti sur sa demande. Il revient trois mois après. Les tumeurs du cou ont augmenté de volume, il n'y a pas de nouvelles manifestations syphilitiques.

Observation XII.

Gommes profondes anciennes à la jambe, aux avant-bras et au coude — Cicatrices adhérentes. — Rétraction des muscles du mollet droit, pied bot équin. — Plaques gommeuses dermiques. — Diverses syphilides tertiaires. (Communiquée par M. Dubreuilh, interne de service.)

M..., âgée de 36 ans, est entrée le 15 mars 1884 dans le service de M. le professeur Fournier, hôpital Saint-Louis, salle Henri IV, n° 5.

La date du début de la syphilis est difficile à préciser ; de 17 à 18 ans, elle a eu des maux de gorge fréquents. A 25 ans, elle a perdu les cheveux à diverses reprises. De 22 à 27 ans, trois accouchements à terme.

A 23 ans. Gommes de l'avant-bras droit, qui ont laissé des cicatrices blanches, gaufrées, adhérentes aux os.

A 25 ans. Gomme à la face interne de la cuisse droite; cicatrice profonde bridée.

A 29 ans. A la jambe droite, des tumeurs analogues à celles qu'elle a eu à l'avant-bras et à la cuisse. Ce sont des tumeurs dures, profondes, douloureuses, qui s'ulcèrent au bout de quelque temps, donnent issue à une masse de tissus mortifiés et font place à un ulcère large, profond, qui persiste longtemps et laisse une cicatrice déprimée, difforme.

Actuellement, la jambe droite est déformée par les profondes cicatrices qui recouvrent les deux tiers inférieurs. On y voit des dépressions profondes, adhérentes à l'os, irrégulières, entre lesquelles on trouve des parties saillantes, œdémateuses. Les muscles postérieurs de la jambe sont rétractés et ont produit un pied bot équin. La peau de la région est mince et squameuse ; sur les cicatrices, elle est couverte d'une éruption de petites papules rouges, miliaires, dont l'éruption date de six jours.

A la partie supérieure et antérieure de la jambe se trouve une ulcération ovoïde de 3 centimètres de long sur 1 et 1/2 de large, à bords taillés à pic, à fond jaunâtre et bourgeonnant. Cette ulcération est entourée d'une éruption confluente de papules rouges, squameuses ; l'ulcération dure depuis deux mois.

A la face postérieure de la jambe, ulcération analogue de la grandeur d'une pièce de 50 centimes, remontant à six jours.

A la face interne du genou, un peu au-dessous de l'interligne articulaire, on trouve une plaque rouge à contour diffus, dépassant un peu les dimensions d'une pièce de 5 francs ; elle est mobile sur les parties profondes, mais adhérente à la peau. Cette plaque est douloureuse à la palpation, bien limitée, bosselée, dure dans presque toute son étendue, molle et fluctuante au centre.

A la face dorsale du pied, syphilide tuberculo-squameuse circinée psoriasiforme.

Le coude droit est presque ankylosé, ou du moins ses mouvement sont très limités depuis l'apparition des gommes de cette région.

Observation XIII.

Syphilis, alcoolisme. — Attaques apoplectiformes avec hémiplégie droite. — Éruption de gommes sous-cutanées, coma. — Mort. — Autopsie. — Vaste foyer de ramollissement de l'hémisphère droit. (Service de M. le Dr Gouguenheim, hôpital Bichat; communiquée par M. Lermoyez, interne du service.)

La nommée A.. (Elisa), âgé de 49 ans, sans profession, entrée le 9 mai 1884, salle Saint-Louis, lit n° 11.

Morte le 10 juin. Autopsie le 11 juin.

La malade est apportée à l'hôpital dans un demi-coma, atteinte d'hémiplégie droite avec aphasie sans anesthésie.

Nous remarquons tout d'abord des exostoses sur les crêtes tibiales, plus de larges cicatrices blanches et lisses attestant avec la plus grande netteté une syphilis antérieure.

Mictions et défécations inconscientes.

La température axillaire donne 38,5, mais comme il n'y a rien au cœur et pas d'adhérence, on écarte l'idée de ramollissement central pour admettre une hémorrhagie située très probablement près du ventricule, car, dès le lendemain de l'accident, on observe de légères contractures.

Le mari nous affirme que sa femme, qui aurait des habitudes alcooliques, aurait eu à deux reprises (1882-83) des pertes de connaissance absolue suivies d'hémiplégie droite, qui ont disparu la première fois en trois semaines, la deuxième fois en cinq semaines.

Le 25 mai (quinze jours après l'attaque) les mouvements sont redevenus possibles dans les membres du côté droit, mais ils sont un peu faibles dans le côté gauche, de telle sorte qu'il semble y avoir eu faiblesse générale. La malade est toujours plongée dans un état d'hébétude profond, se plaignant seulement de violentes douleurs dans les tibias.

Application d'emplâtre de Vigo.

Iodure de potassium, 4 grammes.

Les douleurs signalées ci-dessus se calment.

28 mai. Nous notons aux bras la présence de petites nodosités sous-cutanées lisses et arrondies, mobiles sur les tissus sous-jacents, mais adhérentes au derme. A ce niveau la peau présente une teinte rosée.

Le 30. En deux jours les petites tumeurs que nous avons signalées se multiplient aux bras, aux jambes, dans le dos : deux déjà bien formées prennent un volume plus considérable, l'une d'elles atteint même le volume d'une noix, est fluctuante à son centre, et donne à la ponction quelques gouttes d'un liquide se rapprochant du pus.

On ne peut incriminer l'iodure de potassium. Rien ne rappelle les éruptions de l'iodisme cutané.

M. Gouguenheim, repoussant le diagnostic d'abcès angioleucitiques, admet une éruption gommeuse sous-cutanée.

En effet, sous l'influence de frictions mercurielles, puis d'injection sous-cutanée d'un gramme de peptone mercurique, la production gommeuse s'arrête et les gommes déjà formées diminuent peu à peu.

Mais la malade tombe rapidement dans un état comateux et

meurt le 10 juin sans aucun accident vésical ; ni ictère, ni convulsions, ni nouvelles paralysies, ni albuminurie.

Autopsie le 11 juin.

Artères vertébrales peu athéromateuses.

Le cerveau ne présente aucune lésion extérieure appréciable.

Pas de lésion ventriculaire.

Rien dans l'hémisphère gauche.

Hémisphère droit. — Sur la paroi extérieure de la partie moyenne du ventricule latéral droit, on remarque une surface déprimée, mollasse, grisâtre et dans la direction de l'artère. Cette surface se laisse facilement déprimer et donne accès dans une cavité qui se prolonge dans l'intérieur du corps strié. C'est un simple foyer de ramollissement. En ce point un peu d'athérome artériel. Le noyau extra-ventriculaire est un peu touché dans la partie externe.

Petits foyers d'hémorrhagie extra-ventriculaire.

Viscères. — Pas de tubercules.

Reins petits, contractés, granuleux avec athérome des artères.

Aorte. — Pas d'athérome.

Cœur énorme, très dur, sclérosé avec îlots sains.

Etat des gommes. — Une incision pratiquée au niveau des gommes montre :

1° La peau en apparence saine non augmentée d'épaisseur et non infiltrée ;

2° Dans le tissu cellulaire sous-cutané adhérent à la peau et non aux aponévroses nous trouvons des petites tumeurs semblables à des noyaux indurés présentant à la coupe des foyers de magma caséeux dont le centre a subi la transformation purulente. Il n'y a pas d'infiltrations dans le tissu cellulaire environnant la gomme.

Les ganglions lymphatiques sont normaux.

Observation XIV.

Syphilis datant de cinq ans environ. — Syphilides tuberculo-ulcéreuses. — Gommes symétriques des bras. (Observ. communiquée par M. Gaudichier, externe du service. Hôpital Saint-Louis, salle Henri IV, professeur A. Fournier.)

La nommée G... (Justine), âgée de 28 ans, cuisinière, entrée le 2 juin 1884.

Pas de maladie antérieure. Pas d'éthylisme. Réglée à 14 ans et depuis toujours régulièrement.

La malade ne se souvient ni de la date précise de l'accident primitif, ni de l'accident lui-même. Il y a environ cinq ans elle aurait eu quelque chose aux parties génitales. Elle ne peut préciser autrement. La malade prétend ne pas avoir eu de roséole, cependant vers cette époque elle eut des plaques muqueuses dans la bouche et des croûtes apparaissent dans les cheveux. Ces croûtes auraient persisté depuis cette époque.

Nous trouvons à la région lombaire, un peu en avant et à gauche, une syphilide tuberculo-ulcéreuse qui aurait débuté par un petit bouton et se serait ensuite étendu progressivement (pilules ordonnées par un pharmacien prises pendant un an?). Actuellement la lésion est à peu près guérie, elle a la largeur de la paume de la main et ressemble à la cicatrice d'un vésicatoire ulcéré.

Il existe au bras droit vers la partie supérieure, à l'union de la région interne et postérieure, une gomme typique de la largeur d'une pièce de 1 franc, bords indurés, fond excavé et bourbillonneux. Elle aurait débuté par un petit noyau dur qui se serait ulcéré depuis une huitaine de jours.

Il en existe une autre, profonde, excavée et striée dans la région symétrique (bras gauche) du côté opposé.

Sur la poitrine et dans le dos on trouve de nombreuses cicatrices blanches dont la malade ne peut donner l'origine.

A la tempe gauche, plusieurs syphilides papulo-érosives, quelques-unes cicatrisées derrière l'oreille du même côté.

Traitement. — Une pilule de protoiodure de mercure. Iodure de potassium 3 grammes.

Cette malade est encore dans le service et ses gommes sont en voie de cicatrisation.

Observation XV.

Syphilis datant de sept ans chez un homme alcoolique ayant habité les pays chauds. — Gomme volumineuse ayant intéressé la clavicule. (Observ. communiquée par M. Estrada, externe du service. Salle Saint-Louis, n° 74.)

Le nommé Grim... (Louis), âgé de 34 ans, service du professeur Fournier.

D'une constitution robuste, le malade n'a eu aucune maladie soit pendant son enfance, soit pendant son séjour à Saïgon et à Cayenne. Pas de fièvres intermittentes. Habitudes alcooliques. Blennorrhagie il y a quatorze ans; épididymite double dont il reste des traces.

Il y a six ou sept ans, accident primitif, chancre siégeant sur le prépuce et pour lequel il fut soigné dans le service du professeur Fournier.

Trois ou quatre mois après syphilide ulcéreuse à la face extérieure de la jambe droite dont il reste une cicatrice bien marquée. Croûtes dans les cheveux vers la même époque. Trois ans environ plus tard apparition d'une lésion semblable au coude gauche. Enfin, il y a un an et demi, début de la lésion actuelle. Gomme de la région claviculaire gauche, ulcération profonde, dénudation consécutive de la clavicule.

La malade porte immédiatement au-dessous de la clavicule gauche, à la partie externe et moyenne, une gomme énorme ulcérée, profonde, bords indurés taillés à pic, un peu décollés; le fond de l'ulcère gommeux est occupé par un bourbillon irrégulier, jaunâtre, aspect purulent, et l'ouverture est parfaitement circulaire. Tout autour existe une zone rouge, offrant un certain gonflement. Au niveau de l'ulcération, *la clavicule est dénudée* dans une étendue assez considérable, 2 centimètres au moins.

A la face externe du coude gauche, cicatrice énorme ovalaire (20 à 25 cent.), parcheminée, brunâtre, de syphilide ulcéreuse ancienne, cicatrice de même origine à la face extérieure de la jambe interne de la jambe gauche. Petites cicatrices rouges à la face interne du prépuce.

Pléiade de Ricord dans l'aine droite.

Traitement : Pansement à l'iodoforme.

4 grammes d'iodure de potassium.

Une pilule de proto-iodure.

Bains tous les deux jours.

OBSERVATION XVI (personnelle).

Lipomes sous-cutanés simulant des gommes.

La nommée B... (Eugénie), couturière, 30 ans, à l'hôpital St-Louis ; vient le 2 juillet 1884 consulter le professeur Fournier au sujet de certaines petites tumeurs sous-cutanées qui se montraient depuis quelque temps déjà sur les bras et même sur une de ses cuisses.

La première sur laquelle la malade attire notre attention est la plus volumineuse, elle siège sur la face antéro-interne de l'avant-bras gauche, au-dessous de l'articulation du coude ; consistance un peu mollasse, volume d'une noix, surface presque lisse, non adhérente à la peau, adhérente aux tissus profonds.

La deuxième se trouve sur le bras, du même côté, vers la partie moyenne de la face extérieure ; mêmes caractères extérieurs, sauf la consistance, qui est un peu plus ferme et le volume moindre (une noisette). Le troisième siège sur la face antérieure de la cuisse droite, du volume d'une petite noix, ne présente rien à noter en dehors des caractères signalés pour les autres ; comme la deuxième, elle est d'une consistance un peu plus ferme que la première.

Toutes ces petites tumeurs siègent dans le tissu cellulaire sous-cutané, et se sont développées sans déterminer aucune douleur. La peau est normale à leur niveau.

On pourrait tout d'abord, en se fiant aux seuls caractères extérieurs de ces tumeurs, croire à l'existence de la syphilis chez cette femme et à la présence des gommes sous-cutanées.

Mais nous avons contre cette hypothèse :

1° Outre les dénégations de la malade, l'absence de tout antécédent, tant personnel qu'héréditaire, aucune cicatrice sur le corps pouvant faire croire à la syphilis, aucune affection cutanée antérieure, sauf une éruption (il y a un an), pour laquelle un médecin de la ville ordonna l'iodure de potassium et sirop de salsepareille. La malade vint immédiatement se faire examiner par M. Vidal, qui *défendit absolument l'iodure de potassium* et conseilla des bains sulfureux et de la poudre d'amidon.

2° L'évolution même de ces tumeurs ; les deux dernières ont

apparu il y a un an, la première il y a huit ans ; il est plus que rare que des gommes mettent autant de temps à évoluer.

Aussi croyons-nous pouvoir conclure ici, sans crainte de nous tromper, à la présence de lipomes sous-cutanés. Ces lipomes sont, il est vrai, le plus souvent symétriques, mais il est probable qu'il s'en développera encore d'autres, car, nous en trouvons un à l'état naissant, du volume d'une tête d'épingle, à la face antéro-interne du bras droit, au-dessous de l'articulation du coude.

Observation XVII.

Syphilis maligne à marche rapide. — Gommes nombreuses (soixante gommes) sept mois après le chancre chez un paludique alcoolique et scrofuleux. (Observation communiquée par le professeur Fournier.)

Le nommé Kœnig (Frédéric), briqueteur, âgé de 43 ans, entre le 3 janvier 1884 à l'hôpital Saint-Louis, dans le service du professeur Fournier, salle Saint-Louis. Il n'existe aucun antécédent syphilitique soit du côté de la mère, soit du côté du père, qui était un homme d'une robuste constitution, mais alcoolique. (Mort d'apoplexie en 1875.) La mère, au contraire, était très faible ; elle est morte phthisique, et de ses neuf enfants trois sont morts de la même affection. Pas de fausse couche.

Le malade a des habitudes alcooliques, mais il ne présente aucun signe net d'alcoolisme chronique. Régulièrement, il buvait 1 litre 1/2 de vin par jour, plus 1 verre d'eau-de-vie à jeun tous les matins. Il *mangeait peu, mais s'enivrait souvent.*

Il habita, pendant deux ans et demi, le Sénégal, puis la Martinique. En ce dernier pays il eut, en 1864, des accès de fièvre paludéenne (deux mois à l'hôpital).

Revenu en France, les accès de fièvre ne reparaissent plus qu'une seule fois, deux ans après son retour.

Mentionnons, en terminant, les antécédents du malade : des traces très nettes de scrofule de l'enfance. Impétigo du cuir chevelu. Adénite cervicale non suppurée. Ophthalmie à l'âge de 14 ans.

En juin 1883, chancre digital de l'annulaire droit; soigné à l'hôpital Beaujon par M. Bouilly, suppléant M. Labbé. Traitement, deux pilules de protoiodure par jour.

La plaie était à peine cicatrisée, lorsque, quinze ou vingt jours après son entrée, en l'espace d'une seule nuit, se montra sur toute la surface du corps une éruption de petites papules, qui ne disparut qu'après deux mois, sans laisser d'autre trace qu'une cicatrice pigmentée, grande comme une pièce de 50 centimes située derrière l'épaule gauche.

Sept. 1883. Sorti de Beaujon en septembre, il y rentra quinze jours après pour un gonglement du testicule (?) qui, après avoir atteint le testicule droit, disparut complètement de ce côté pour envahir ensuite le testitule gauche. Traitement : liqueur de Van Swieten, 1 cuillerée par jour. Au commencement d'octobre, il sortit de Beaujon incomplètement guéri, mais *ayant déjà*, à l'avant-bras droit, *quelques gommes crues.*

Octobre. Il rentra à Beaujon le 29 octobre, pour une gomme suppurée du coude droit, qui avait évolué en fort peu de temps pendant son séjour à l'hôpital, qui se prolongea jusqu'à la fin de l'année 1883; malgré le traitement hydrargyrique qu'il suivait depuis l'accident primitif, malgré les frictions d'onguent mercuriel, une série de gommes se développèrent un peu sur toute la surface du corps.

Laryngite et angine.

Etat, le 5 janvier 1884 :

Après un séjour en ville d'une douzaine de jours, le malade entra à l'hôpital Saint-Louis, service du professeur Fournier, où nous le trouvons à cette époque dans l'état suivant :

Considérablement maigri depuis le mois de juillet, le malade s'enrhume facilement, mais ne toussait pas habituellement. A l'auscultation, on ne trouve qu'un peu de rudesse au sommet gauche.

Foie. Rate. — Volume et dimension normaux. En examinant le malade, nous remarquons :

A la tête, deux papules squameuses dans le cuir chevelu, et trois petites gommes molles non encore vidées, dans la paupière supérieure gauche.

Langue un peu épaissie à la base, fissure légère en arrière du

V lingual. Rien dans la gorge, la voix est un peu voilée et enrouée.

Sur le tronc, en arrière, cicatrices pigmentées, sans saillie ni dépression. A la pointe de l'omoplate, deux ulcérations grandes comme deux grains de chènevis, à bords taillés à pic, que l'on prendrait pour des gommes, si le malade n'affirmait pas qu'elles se sont produites à la suite d'injections de peptone mercurique

A la partie inférieure du dos, plaques pigmentées saillantes de 2 centimètres de diamètre, avec deux papules rouges grandes comme des lentilles et un peu squameuses.

Papule rouge sous le sein gauche, volume d'une lentille.

Sur le bras gauche, une gomme crue, du volume d'une noisette, adhérente à la face profonde de la peau, qui cependant est mobile à son niveau. Elle est située juste au niveau de l'épitrochlée.

Sur le bras droit, une vingtaine de gommes de différents âges et différents volumes. La peau est rouge sur quelques-unes. Une gomme de la face postérieure est totalement cicatrisée, une autre, volumineuse, est encore ouverte et enflammée, l'orifice est large comme une pièce de 20 centimes en argent.

L'ongle de l'annulaire droit, sous lequel s'est développé le chancre, n'existe plus que dans sa moitié externe, et là encore est-il bosselé et très court.

Les ganglions de l'aisselle droite sont durs et indolents ; il en existe un au-dessus de l'épitrochlée présentant les mêmes caractères.

Gomme volumineuse au niveau de l'aisselle gauche.

Membres inférieurs. — A droite, trois gommes ouvertes et ulcérées sur la jambe, l'une récente, sur la partie moyenne de la crête du tibia, les deux autres cicatrisées sur la crête, au même niveau.

Sous la peau de la cuisse gauche, un grand nombre de gommes disséminées sous la peau, mais peu douloureuses à la pression.

Deux gommes dans le creux poplité ; de plus, dans l'angle interne du creux poplité, plusieurs taches brunes dues à des grosses gommes qui se sont résolues sans s'ouvrir.

Au-dessus et au-dessous du genou, du côté externe, cicatrices de gommes suppurées.

Au devant de la crête du tibia, à la partie moyenne de la jambe, nous devons noter encore une grosse gomme qui s'est ouverte ; l'ouverture, large comme une pièce de cinquante centimes, est couverte d'une croûte entourée d'une zone inflammatoire assez étendue, très douloureuse à la pression et dans les mouvements.

Organes génitaux. — Le testicule droit est douloureux à la pression, et, sur sa face externe, se trouve un noyau induré du volume d'une noisette formant une saillie acuminée à la surface de la glande. Douleur très vive à ce niveau. Le reste de la glande est normal et paraît même moins sensible qu'à l'état sain.

Testicule gauche en inversion, mais sans lésion.

La peau des bourses ne présente pas de lésion.

6 janvier. Testicule droit gonflé, douloureux, un peu d'hydrocèle. — Iodure de potassium, 2 grammes.

Le 14. Les gommes de la paupière gauche ont diminué de volume ; mais il s'est formé quelques nouvelles gommes à la cuisse. Deux gommes se sont ramollies et ulcérées à chaque jambe. — Iodure de potassium, 5 grammes.

17 février. La plupart des gommes ont disparu, mais il existe dans la bouche quelques syphilides érosives, surtout sur le bord gauche de la langue. Gorge rouge, douloureuse.

5 mars. *Guérison. On ne trouve plus aucune* gomme, aucune syphilide dans la bouche.

Sort le 10 mars complètement guéri, après avoir présenté, pendant son séjour, soixante gommes comptées par le professeur Fournier.

Mais, dès le 21 mars, le malade rentrait dans le service pour certaines douleurs très vives qu'il éprouvait du côté de la langue ; il se plaignait en outre d'une diarrhée rebelle, qui résistait à toute espèce de traitement. Ce fait attira l'attention de M. le professeur Fournier, qui put bientôt, grâce à la réunion d'un certain nombre d'autres symptômes assez caractéristiques, tels que :

1° Fourmillement dans les membres inférieurs ;

2° Diminution de l'acuité visuelle ;

3° Surdité à droite ;

4° Station verticale, les yeux fermés : oscillations nettes ;

5° Station sur un seul pied à peu près impossible ;
6° Diminution des appétits sexuels ;
7° Accès de gastralgie ;
8° Incontinence d'urine irrégulière ;
s'arrêter au diagnostic de tabes dorsalis ayant débuté par une diarrhée rebelle. Nous ne faisons que signaler ce fait, pour terminer notre observation.

BIBLIOGRAPHIE.

(Due à l'obligeance de M. le professeur Fournier.)

LISFRANC. — Bulletin de thérapeutique, 1845.
VERNEUIL — Société de biologie, 1854.
RICORD. — Traité des maladies vénériennes.
CAZENAVE. — Des syphilides.
VIRCHOW. — Syphilis constitutionnelle. Trad. par Picard, 1860.
— — Traité des tumeurs. Trad. par Aronsohn, 1867.
SAINT-ARROMAN. — Thèse de Paris, 1858
THÉVENET. — Thèse de Paris, 1858.
VAN ORDT. — Thèse de Paris, 1859.
ROLLET. — Maladies vénériennes, 1865.
BAZIN. — La syphilis et les syphilides, 1866.
MENDEVILLE. — Thèse de Paris, 1871,
CLEDON. — Gaz. médicale de Lyon, 1871.
FOURNIER. — Leçons sur la syphilis tertiaire, recueillies par Ch. Porak.
CHAMBARD. — Des gommes de la peau. Société anatomique, novembre 1878.
COUTARD. — Du léontiasis syphilitique. Thèse de Paris, 1878.
CORNIL. — Leçons sur la syphilis, 1879.
LANGENBECK. Centralblatt für Chirurgie, n° 20, 1880.
BRISSAUD. — Etude anatomique sur deux cas d'orchite scléro-gommeuse. Soc. biologie, 1881.
TERRILLON. — Gomme syphilitique et abcès froid, diagnostic différentiel. Progrès médical, 1883, p. 965.
OZENNE. — Des gommes de la verge. Revue de médecine, 1883.
HOMOLLE. — Art. syphilis, Dict. de méd. et chirurgie pratiques.
MAURIAC (Ch.). — Maladies vénériennes, 1883.
FOURNIER. — Syphilis héréditaire tardive. Union médicale, 1883.

Paris. — A. PARENT, imprimeur de la Faculté de médecine, A. DAVY, successeur,
52, rue Madame et rue Monsieur-le-Prince, 14.

FIGURES.

Fig. 1.

a. Centre de la gomme caséeuse et ramollie.
b. Zone embryonnaire périphérique.
c. Zone scléreuse claire.
d. Vaisseaux entourés de nodules gommeux.

Fig. 2.

Nodule gommeux entourant un vaisseau.

Fig. 3.

Fibres élastiques se segmentant en grains et en fragments; cellules englobant des grains et des fragments de fibres élastiques.

Fig. 1.

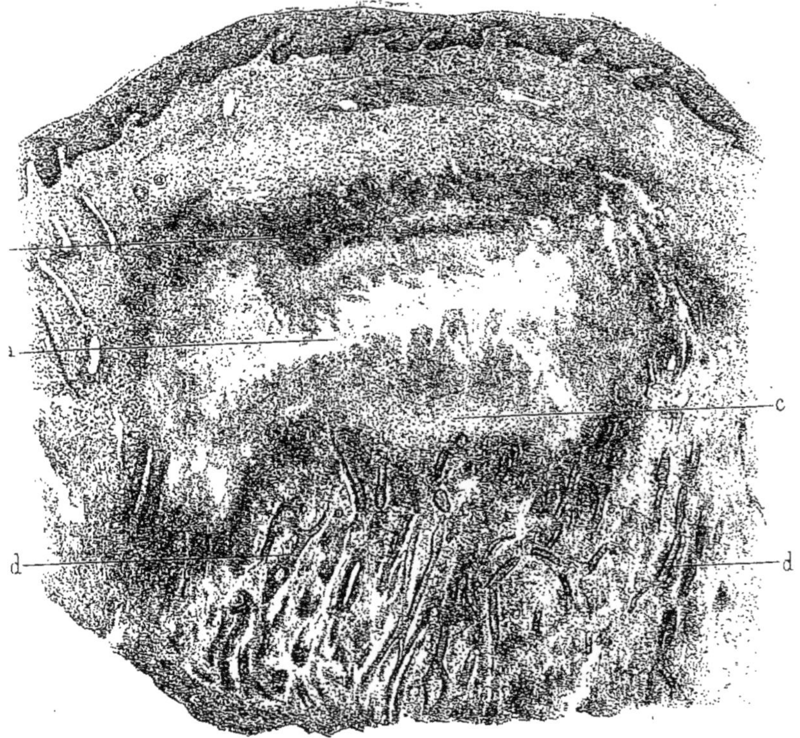

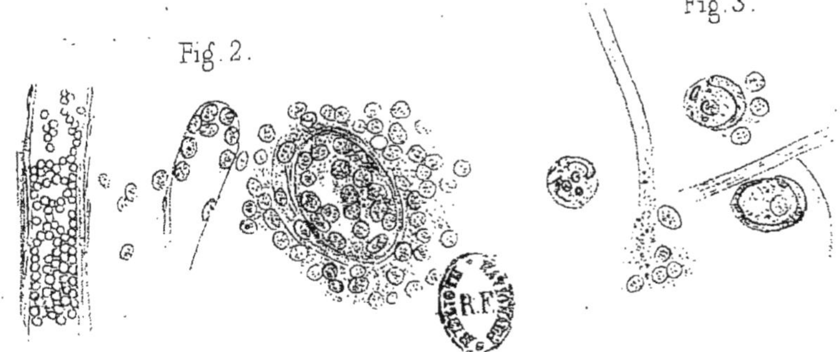

Nicolet, del.

Imp. Lemercier et Cie Paris.

www.ingramcontent.com/pod-product-compliance
Ingram Content Group UK Ltd.
Pitfield, Milton Keynes, MK11 3LW, UK
UKHW020315220726
13923UKWH00003B/1172

9 782016 129517